燃える！美やせスープ

牛尾理恵

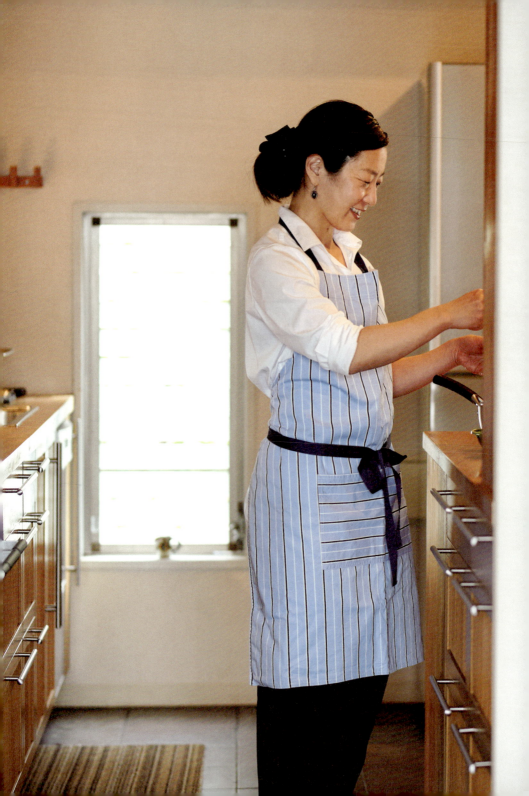

はじめに

　すっかり太ってしまっていた数年前、自分の体を毎日鏡で見るのが本当に嫌になり、一念発起。ダイエットにとり組みました。食事の見直しはもちろん、運動も合わせて自分の体と向き合っていくうちに、食事の大切さを改めて強く感じました。

　ただ体重が落ちればいい、やせればいいというのではなく、いかに体に必要な筋肉を保ちながら余分な脂肪だけを落とすのか。理想は、肌や髪のツヤといった表面的なこと、腸や代謝など内側のことを同時にケアしながらダイエットをすることですが、それが難関。でも、はっきりと言えることは、問題や悩みを解決できるのは「毎日の自分の体にとり込む食事」だということです。

　スープはむだなく栄養が摂れ、作るのも簡単。うまみたっぷりの温かいスープを口にすると、心からホッとします。

　ダイエットは苦しい、と思うかもしれませんが、体にいいものを選べばダイエット中でもおいしく食事を楽しめます。それこそが大切なことです。

　毎日を健やかに過ごせるように、そして5年後、10年後の自分を今から作り上げる気持ちで始めてみてください。

牛尾理恵

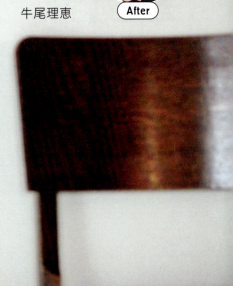

🔥 もくじ

はじめに	2	「美やせスープ」の美に効く食材	12
美やせスープって？	6	作るのも、とっても簡単！	14
美やせスーププログラム	8	使う道具は基本コレだけ！	15
高たんぱく食材とは？	10	本書の使い方	16

Part 1 いつものおいしい定番スープを高たん×低カロで

ミネストローネ	18	トムヤムクン	27
クラムチャウダー	20	ボルシチ	28
ビシソワーズ	22	ブイヤベース	30
ガスパチョ	23		
豚汁	24		
スンドゥブ	25		
サンラータン	26		

COLUMN

どうしても炭水化物が
欲しくなってしまったときは ——— 32

Part 2 肉をチャージ！燃焼系やせスープ

かぶとチキンのジンジャー ミルクスープ	34	鶏レバーとトマトのカレースープ	46
鶏むねとまいたけのおろしスープ	36	レバニラ塩麹スープ	47
チキンのココナッツカレー	37	ラムのトマトスープ	48
ささみと豆苗の中華風スープ	38	ひき肉とキドニービーンズのスープ ギリシャヨーグルトのせ	49
しらたきヌードルで鶏のフォー	39	ふんわり鶏団子スープ	50
豚とレタスとわかめの しゃぶしゃぶスープ	40	豆乳担々スープ	52
豚ヒレときのこの豆乳みそスープ	42		
牛しゃぶとひらひら大根のスープ	43		
ユッケジャン風 〜牛肉と卵のスープ〜	44		

COLUMN

たんぱく質をもう少し
プラスすべきときは ——— 54

Part 3 魚介で究極ヘルシースープ

サーモンのミルク ターメリックスープ	56	さば缶チゲスープ	62
うまみたっぷり鮭とば根菜粕汁	58	いかとセロリのスープ	63
まぐろと水菜のスープ	60	えびとブロッコリーの サフランスープ	64
かつおのサルサソースかけスープ	61	たらとキャベツのだしスープ	66

かにたま豆腐のとろみスープ —— 67

鮭缶と春菊の豆乳塩麹スープ —— 68

COLUMN

飽きがこない、
トッピングバリエ —— 70

Part 4 豆腐・豆製品・卵のキレイになるスープ

豆腐ポタージュカタログ
にんじん / ブロッコリー /
マッシュルーム —— 72

かぼちゃ / レンズ豆 / ビーツ —— 76

豆腐と明太子のとろとろスープ —— 80

呉汁 —— 81

半熟卵と食べる、
高野豆腐とあさりのスープ —— 82

厚揚げとチンゲンサイのスープ —— 83

納豆とひき肉の春雨スープ —— 84

ひき肉とひよこ豆の
ターメリックスープ —— 85

ツナ冷や汁 —— 86

ツナとピータンの
台湾風豆乳スープ —— 87

COLUMN

便利で挫折知らずな
美やせスープの冷凍のススメ —— 88

Part 5 数日ラクできる！作りおき＋アレンジスープ

作りおき
鶏もも骨つき肉スープ —— 90

Arrange
レンズ豆＋セロリのチキンスープ
全粒粉ペンネ＋ミニトマトの鶏だしスープ
もち麦＋卵の鶏飯風スープ

作りおき
塩豚スープ —— 94

Arrange
キャベツ＋にんじんのポトフ風
もち麦＋豚肉＋ねぎの腸活スープ
梅＋豚のしょうゆだしスープ

作りおき
肉団子スープ —— 98

Arrange
トマト＋カレー＋ナンプラーでエスニック
スープ春雨＋チンゲンサイの中華スープ
さつまいも＋キムチでちょい辛満足スープ

作りおき
牛すじスープ —— 102

Arrange
豆もやし＋こんにゃくの牛すじしょうゆスープ
トマト＋セロリでコラーゲンデトックススープ
大根＋シナモン＋しょうがでぽかぽかスープ

COLUMN

簡単プロテインスムージー —— 106
甘酒フルーツプロテイン
青汁ヨーグルトプロテイン
黒ごま豆乳プロテイン
バニラプロテインミルク

食材別INDEX —— 110

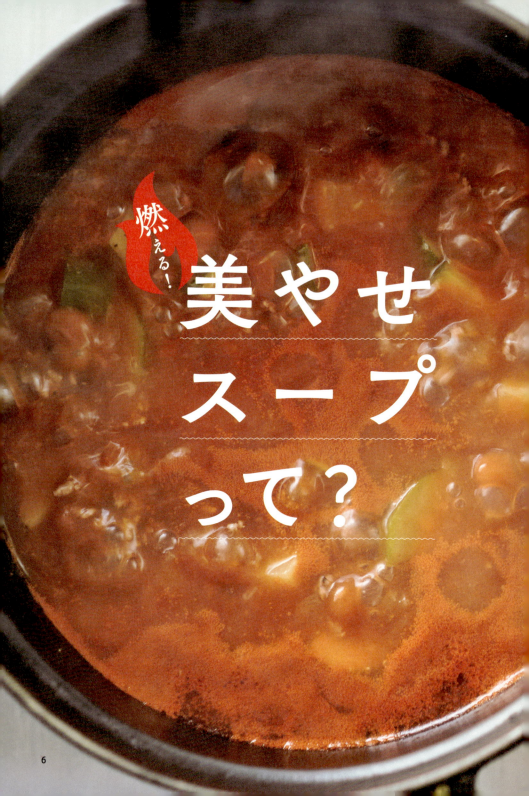

燃える！
美やせスープって？

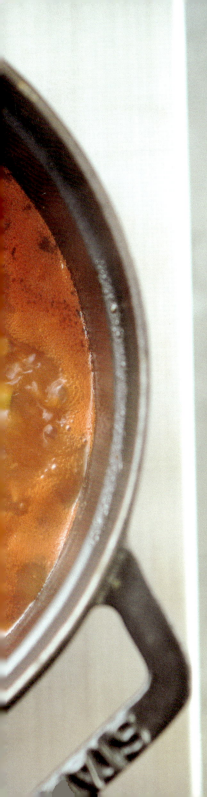

1 たんぱく質が たっぷり使われているので、 満足感があるうえ、 燃え体質に！

肉や魚介、卵、豆腐などの良質なたんぱく質をしっかり摂れるように計算されているのが「燃える！美やせスープ」。ふだん意識しないと思いのほか不足しがちなたんぱく質が、燃やす体を作るもと！

2 野菜がたっぷり摂れるので 低カロリー＆栄養素が たっぷり！

野菜がたっぷり摂れるように考えられたスープは、低カロリーに抑えられる・お腹にたまる・それぞれの栄養素が肌や髪、爪などの美しさのもとにもなる、など、いいことづくし。

3 1食をただ置きかえるだけ。 そして簡単＆おいしい！

これは簡単！ 1食を置きかえるだけ。他のものを補わなくても、空腹感を持つことなくやせられます。ルールはひとつ。このレシピ通りに作るだけ。何より簡単で、おいしいのが成功の秘訣です。

美やせスーププログラム

	EASY コース	**MILD** コース
朝	いつも通り	いつも通り
	⌄⌄	⌄⌄
昼	**置きかえ**	いつも通り
	⌄⌄	⌄⌄
夜	いつも通り	**置きかえ**

はじめはランチだけ置きかえからスタートしてOK。朝は忙しいので、作りおきをしておいて、外出時はスープジャーや保存容器に入れてお弁当にする、など工夫をすると続けやすい♪

夜を置きかえるだけ。夜は一番効果が出やすいので、炭水化物をちょっとガマンして、スープをゆっくりと味わいましょう。どうしてもものたりないときはゆで卵などのたんぱく質をプラス。

自分の生活に合ったプログラムを選んで始めてみましょう。徐々にハードなコースにしていくのでもOK。まずは1週間、続けてみましょう。

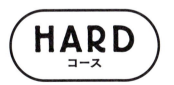

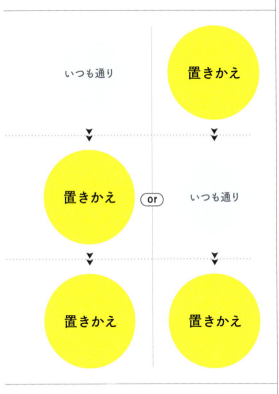

昼と夜もしくは、朝と夜の置きかえで効果的に美やせボディを目指しましょう。期間を決めるなどして、ちょっと集中的にがんばってみるのも◎。夜に多めに作っておき、次の日の朝の分に回すなどやりやすい方法でチャレンジしてみてください。

教えてくれたのは
糖尿病専門医
大村和規先生

スープがダイエットに有効な理由

ダイエットにおける糖質制限は、まずは1日のうち1〜2食で炭水化物を控えるところからでOK。スープは水分量が多く、温かい食事という点で満足感が高いので、炭水化物を控えるのに継続しやすい食事です。さらに、糖質制限のリスクである、水分不足による便秘の悩みも解決してくれると言えるでしょう。また、「美やせスープ」はたんぱく質量がとても優秀です。欧米などで流行したスープダイエットは、野菜だけのものも多く、たんぱく質が足りず筋肉が落ち、代謝も落ちるという結果に。高たんぱくな食事は筋力低下を予防でき、運動と組み合わせることでむしろ筋力アップも期待できます。だから軽くても良いので、運動も組み合わせることをおすすめします。膝を着きながら腕立て伏せ20回/日、スクワット20回/日などでもOK。その上で、たんぱく質により上がりやすいカロリーも抑えられているというのがこのスープの成功のポイント。シンプルですが、入ってくるカロリーが代謝されるカロリーよりも少なければ、やせる仕組みです。挫折しないポイントとして、まずは期間を決めましょう。特にハードコースなら、最長2ヶ月くらいまでに設定するとベター。スケジュールや自分の傾向に合わせて1週間、2週間、1ヶ月、2ヶ月と判断して決め、がんばってみましょう。

大村和規（おおむらかずき）
日本糖尿病学会専門医。日本内科学会認定内科医。北里大学医学部を卒業後、北里大学内分泌代謝内科学教室入局。糖尿病専門医を取得。医療法人陸和会大村クリニックにて副院長として勤務。みずから25Kgの減量を成功させた経験をもち、過度な糖質制限の危険性も踏まえたうえでの低糖質ダイエットの啓蒙活動に力を入れ、雑誌や書籍でも活躍中。

高たんぱく食材とは？

ダイエット中の1日に摂取したいたんぱく質量の目標は60g。「美やせスープ」のほとんどは、1杯で20〜30gをクリアしてくれる優秀スープ。

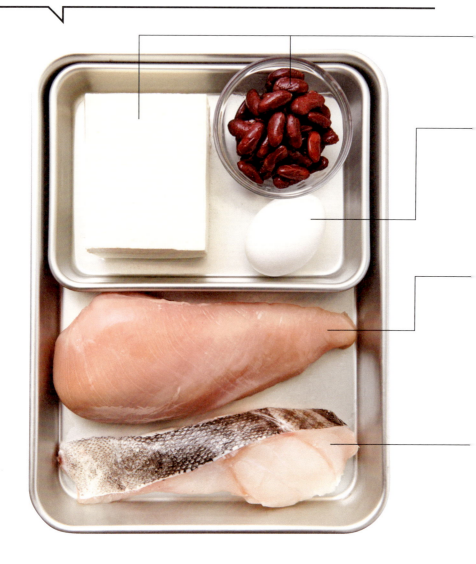

豆腐・大豆製品・豆

摂取しにくい植物性のたんぱく質が豊富で、カロリーも糖質も少なくビタミンも摂れる優秀食材。女性に嬉しいイソフラボンが摂れる大豆製品は豆腐のほか、厚揚げ、油揚げ、おから、豆乳、納豆など種類も豊富。

卵

ほぼ完全栄養食と言われるほど、たんぱく質のみならず、ビタミンやカルシウム、葉酸、鉄なども豊富。食物繊維とビタミンC以外のすべての栄養素を含んでいる。1日1個でなくても積極的に食べてOK。

肉

たんぱく源といえば摂取しやすいのは、やはり肉。意外に糖質ほぼゼロのものが多くダイエッターには嬉しいが、カロリーは高いので要注意。鶏ならささみやむね肉、牛なら赤身など脂少なめのものを選ぶと安心。

魚介

低カロリーで脂質、糖質ともに少なく、特に青魚には良質の脂、オメガ3脂肪酸が豊富。種類も豊富で、いいだしが出るので、スープにもってこい。下処理の面倒なものはスーパーやお魚屋さんにお願いして。

美やせスープは、低カロリーで美に効く食材がたーっぷり

温活

代表的な食材

しょうが　にんにく　ねぎ　玉ねぎ　キムチ　ごぼう　大根
ココナッツミルク　コチュジャン　豆板醤
ニラ　唐辛子　酒かす　ザーサイ　など

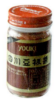   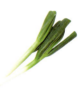

美やせスープの特徴である「燃焼する」「温める」という効能のある食材。辛み成分のものや、香味野菜が代表的。

美腸

代表的な食材

きのこ類　ズッキーニ　にんじん　おから　かぶ
レタス　ヨーグルト　ごぼう　いんげん　とうもろこし
キャベツ　さつまいも　こんにゃく　全粒粉　もち麦　など

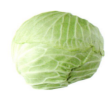 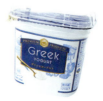

腸内環境を整えるのは、食物繊維、乳酸菌、ビフィズス菌などが豊富に含まれる食材。野菜、きのこ、発酵食品を積極的に摂って。

たんぱく質に加え、低カロリーで美しくなれる食材をたっぷりと食べられるのが、本書のスープの魅力！ 各レシピの食材には、代表的な効能をアイコンで示しています。

美肌

代表的な食材

にんじん　トマト・ミニトマト
ブロッコリー　カリフラワー
ピーマン　ビーツ　かぶの葉
セロリ　小松菜　パプリカ　豆苗
クレソン　三つ葉　れんこん　水菜
大根　春菊　ナッツ類　かぼちゃ
レンズ豆　チンゲンサイ　など

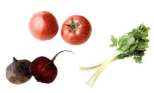

美肌に効く栄養素は無数。例えばシミ、ソバカスならビタミンC、E、βカロテン、亜鉛などが含まれる食材により多方から働きかけてくれます。

デトックス

代表的な食材

玉ねぎ　ココナッツミルク　しらたき　もやし　白菜
サフラン　春雨　きゅうり　ごま　など

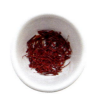
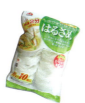

老廃物や毒素を体外に出すことはダイエットにおいてとても大切。野菜、良質なオイルや種子、水溶性食物繊維を多く含む食材を積極的に。

アンチエイジング

代表的な食材

紫玉ねぎ　ナッツ類　クレソン　豆乳
せり　かいわれ大根　青じそ　海藻類　梅干し　など

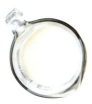

抗酸化作用がある食材を食べて、若返り！ フルーツや緑黄色野菜のビタミンC、ナッツなどのビタミンE、海藻のミネラル、などを摂りましょう。

作るのも、とっても簡単！

1　鍋に食材を入れてほぼ10分！

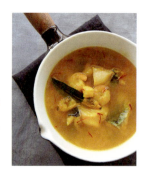

すべてのスープは、鍋に材料を入れて、炒めたり蒸したりして少し煮込めば完成。ほぼ10分もあればできるスープばかりです。面倒な下ゆでや、下処理などは極力カットしたシンプルな作り方なので、忙しいときにも作りやすいスープです。

2　使いやすい食材のみ！

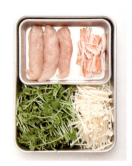

手に入りづらい食材は極力避け、買いやすい食材のみで作れるように設計しています。ローリエやクミンなどのスパイス類も時々登場しますが、スーパーのスパイスコーナーに必ず置いてあるものばかり。大きく風味が変わるので、ぜひこの際にチャレンジしてみてください。

3　作りおきで冷凍も可能！

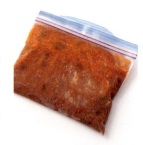

レシピは基本的に2人分で作成していますが倍量作って保存も可能です。1食ずつ冷凍すれば、あとは食べるときに温めるだけ。また、Part5ではベーススープをたくさん作ってアレンジする方法もまとめています。アレンジすれば飽き知らずなうえ、作る手間も半減します。

使う道具は基本コレだけ！

基本は片手鍋1つだけ

鍋に入れて煮るだけの簡単レシピだから、使う道具は鍋1つ。1〜2人分であれば、片手鍋で十分です。多めに作りたい場合は、大きめの両手鍋を使用してください。

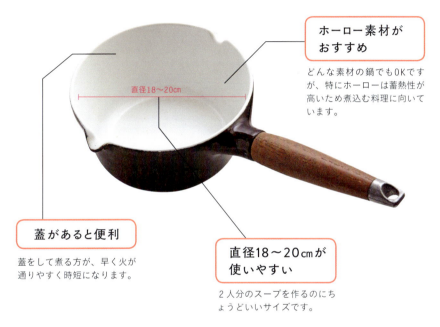

ホーロー素材がおすすめ

どんな素材の鍋でもOKですが、特にホーローは蓄熱性が高いため煮込む料理に向いています。

蓋があると便利

蓋をして煮る方が、早く火が通りやすく時短になります。

直径18〜20cmが使いやすい

2人分のスープを作るのにちょうどいいサイズです。

あると便利な道具

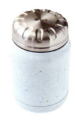

お弁当にはスープジャーで

家から会社や学校に持参してスープを食べるときに便利です。これがあれば、昼の置きかえもらくらく可能に！

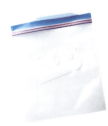

冷凍保存には、ジップ式袋か保存容器で

冷凍用のジップ式の袋や保存容器に1食分ずつ小分け冷凍しておけば、忙しい朝にも便利。解凍方法などはP88を参考にしてください。

本書の使い方

レシピを活用する際に便利なマークや確認すべきポイントをご紹介。たんぱく質量やカロリー値はもちろん、食材ごとに期待できる効能をまとめているので、ダイエット＋美活のための参考にしてください。

[マークや表記について]

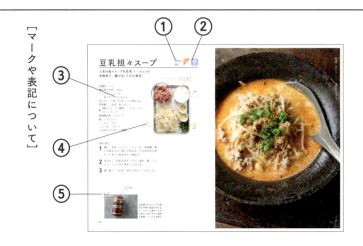

① 1人分あたりのカロリーとたんぱく質量を示しています。たんぱく質量は、1日あたりに必要な60gをクリアできるよう1食当たり20g以上を目標値にしていますが、レシピによっては前後するのでご自身で調整をしてください。

カロリー 309kcal
たんぱく質 35g

② 温かい状態だけでなく、冷やして食べてもおいしいスープも多数。おすすめの温度帯を示しています。どちらもついているものは、温かくても冷たくてもおいしく召し上がれます。

たくさん作って、冷凍保存しておけばすぐに食べられます。冷凍してもおいしく食べられるスープにこちらのマークをつけています。

③ ▶そぎ切り
▶細切り
etc.

材料の分量と一緒に、切り方までこちらでご紹介しています。特に下準備が必要のないものには記載していません。

④ 美肌 美腸

必要な材料と一緒にその素材から期待できる美容効果もまとめています。「やせる」だけではなく、「美」にもつながる効能です。参考にしてください。

⑤ **Point** レシピの「美やせ」ポイントや、簡単に作るポイントなどをまとめています。

レシピの決まりごと

- 計量カップは1カップ200㎖、計量スプーンは大さじ1＝15㎖、小さじ1＝5㎖です。
- こしょうはあらびき黒こしょう、砂糖は上白糖、塩は精製塩、しょうゆは濃い口しょうゆ、酒は日本酒、みそは好みのみそを使用しています。お使いの商品によっては塩分が異なるので、味見をしながらお好みに加減してください。
- 食材を洗う、皮をむくなどの下処理は表記を省いています。必要に応じて行ってください。
- 材料にある「だし汁」はかつお節とこんぶでとったものを使用しています。顆粒の和風だしを溶かしたものや、だしパックでとったものでも大丈夫です。お好みのものをご使用ください。

Part

1

いつものおいしい
定番スープを
高たん×低カロで

まずは定番のスープを「高たんぱく×低カロリー」に
チェンジ！　おなじみのミネストローネや豚汁など、
せっかく作るのなら、おいしくヘルシーなレシピ
で。ひとりのごはんはもちろん、家族のスープとして
も、体想いで「おいしい！」と感じてもらえるはず。

ミネストローネ

片栗粉を薄くまぶしたささみの
ちゅるんとした食感がおいしい

[材料]（2人分）
鶏ささみ（筋をとる）
　…4本（200g）▶そぎ切り
玉ねぎ…1/4個 ▶1cm角に切る
ズッキーニ
　…1/2本（80g）▶いちょう切り
にんじん…1/4本（40g）▶いちょう切り
しいたけ…3枚 ▶4等分に切る
にんにく…1かけ ▶みじん切り
オリーブ油…小さじ1
トマトジュース（無塩）…1カップ
ローリエ…1枚
片栗粉…小さじ1
塩…小さじ1/2
こしょう…少々
パルメザンチーズ…小さじ1

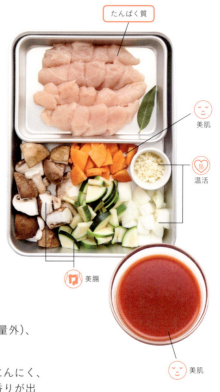

[作り方]

1　鶏ささみは塩、こしょう（各少々・分量外）、片栗粉を薄くまぶす。

2　鍋にオリーブ油を入れて強火で熱し、にんにく、玉ねぎを炒める。全体に油がまわり、香りが出てきたらズッキーニ、にんじん、しいたけを加えてさっと炒め合わせ、トマトジュース、水2カップ、ローリエを加えて蓋をし、煮立ったら中火で5分ほど煮る。

3　1を加えて3分ほど煮て、塩、こしょうで味をととのえる。

4　器に盛り、パルメザンチーズをふる。

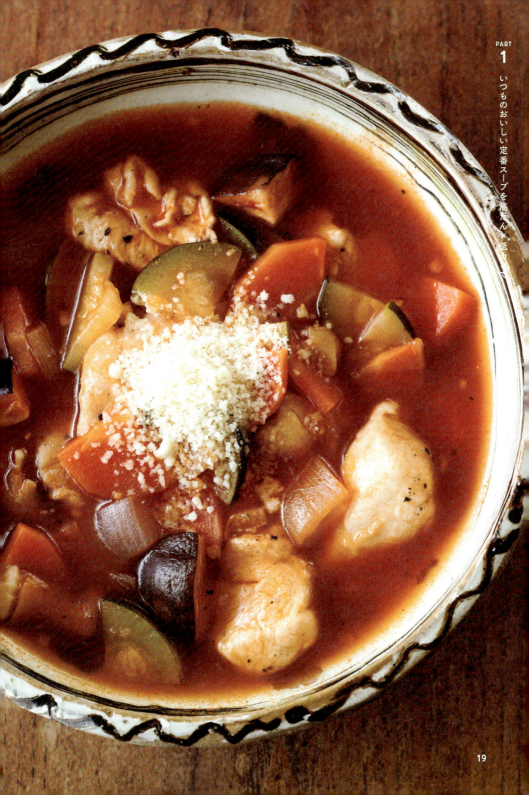

PART 1 いつものおいしい定番スープを高たん×低カロで

クラムチャウダー

缶詰のあさりで簡単!
豚肉とのダブルだしが最高

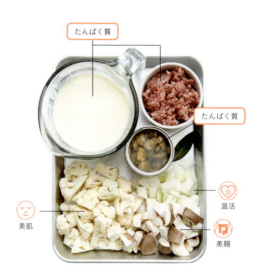

[材料]（2人分）
豚ひき肉（赤身）…100g
あさり水煮缶…1缶
▶缶汁ごと使う
カリフラワー
　…小1/3株（100g）▶1cm角に切る
エリンギ…1本 ▶1cm角に切る
玉ねぎ…1/4個 ▶1cm角に切る
オリーブ油…小さじ1
ローリエ…1枚
無調整豆乳…2と1/2カップ
塩…小さじ1/2
こしょう…少々

[作り方]

1 鍋にオリーブ油、豚ひき肉を入れて強火で炒め、カリフラワー、エリンギ、玉ねぎを加えてさっと炒め合わせ、あさり水煮缶を汁ごと、ローリエを加えて蓋をし、中火で5分ほど蒸し煮にする。

2 豆乳を加えて中火で温め、塩、こしょうで味をととのえる。

3 器に盛り、好みでパセリのみじん切りを散らす。

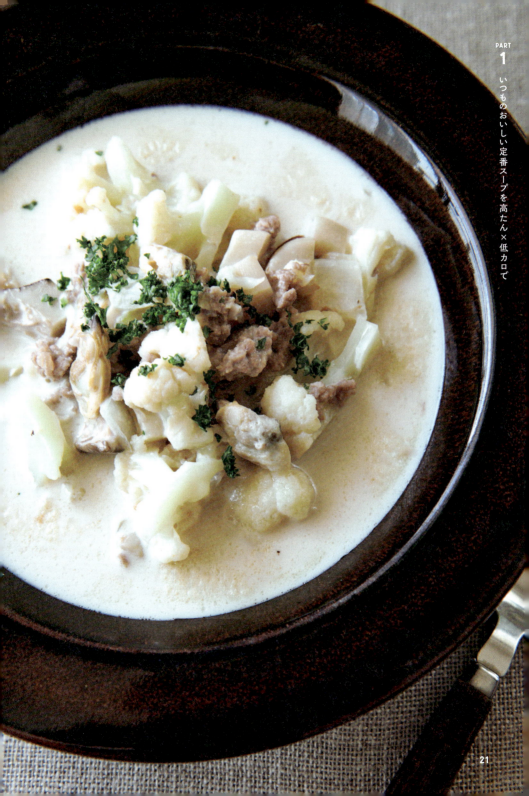

PART 1 いつものおいしい定番スープを高たん×低カロで

21

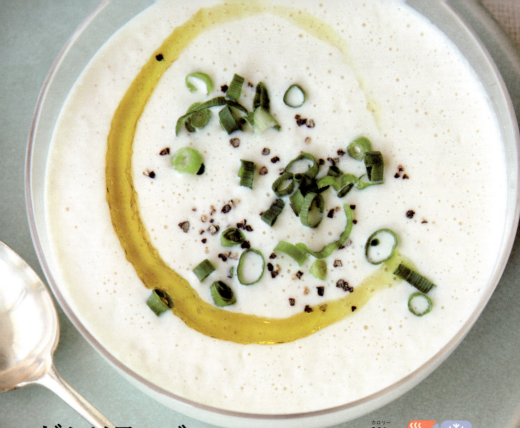

ビシソワーズ

201kcal
たんぱく質 16g

生クリームとじゃがいもを、
豆腐とおからパウダーに
代えてたんぱく質をチャージ!

[材料]（2人分）
おからパウダー…大さじ4
低脂肪牛乳…2カップ
絹ごし豆腐…1丁（300g）
コンソメ（顆粒）…小さじ1
塩…小さじ1/2
オリーブ油…小さじ1
こしょう…少々

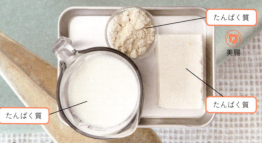

[作り方]

1 鍋におからパウダー、牛乳（分量の1/4程度）、コンソメ、塩を加えて温める。人肌程度に温まり、全体が溶けたら、残りの牛乳、豆腐と合わせてミキサーに入れてなめらかに攪拌する。

2 器に盛ったらオリーブ油を回しかけ、こしょう、好みで小ねぎの小口切りを散らす。冷やしても、温めなおして食べても。

ガスパチョ

カロリー **329kcal**
たんぱく質 **25.1g**

天気のいい日に飲みたい、冷たいスープ。相性のいいたこを入れることでたんぱく質アップ。

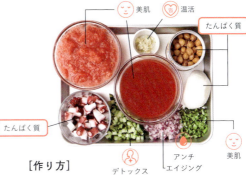

[材料]（2人分）
- トマト…2個（320g）▶すりおろす
- トマトジュース（無塩）…1カップ
- にんにく…1かけ ▶すりおろす
- 塩…小さじ1/2
- こしょう…少々
- ピーマン…1個 ▶あらみじん切り
- 紫玉ねぎ…1/4個 ▶あらみじん切り
- きゅうり…1/2本 ▶あらみじん切り
- ゆでたこ…100g ▶1cm角に切る
- ひよこ豆水煮缶…1缶（100g）▶缶汁をきる
- A オリーブ油…小さじ2 / レモン汁…小さじ2 / 塩、こしょう、タバスコ…各少々
- モッツァレラチーズ…50g

[作り方]

1 ボウルにトマト、トマトジュース、にんにくを入れ、塩、こしょうを加えて味をととのえる。

2 別のボウルにピーマン、紫玉ねぎ、きゅうり、たこ、ひよこ豆、**A**を加えてあえる。

3 器に**1**を盛り、**2**、ちぎったモッツァレラチーズをのせる。

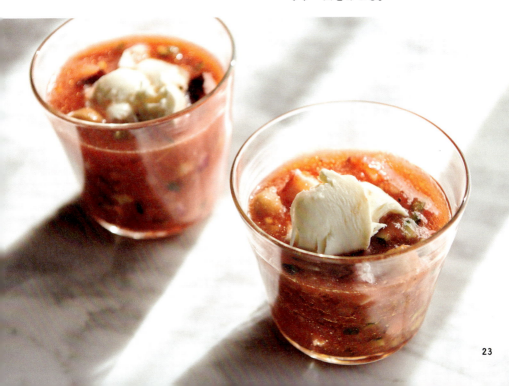

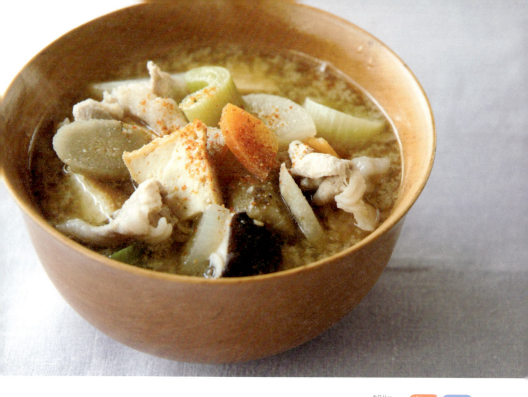

豚汁

肉も野菜もたっぷり入った
豚汁は優秀！疲れているときに
飲みたい和のほっこり汁

カロリー **356kcal**
たんぱく質 **25g**

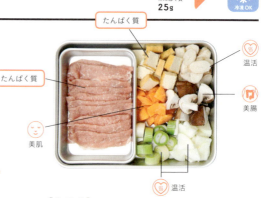

[材料]（2人分）
豚ロースしゃぶしゃぶ用
　…150g
厚揚げ
　…100g ▶半分に切って1cm幅に切る
ごぼう…1/3本（50g）▶斜め薄切り
大根…2～3cm（50g）▶いちょう切り
にんじん
　…1/5本（30g）▶いちょう切り
長ねぎ…1/2本（50g）▶1cm幅に切る
しいたけ…2枚 ▶4等分に切る
だし汁…3カップ
みそ…大さじ2と1/2

[作り方]

1 鍋にごぼう、大根、にんじん、ねぎ、しいたけ、だし汁を入れて温める。蓋をして煮立ったら厚揚げを加えて7分ほど煮る。

2 豚肉を1枚ずつ加えてさっと火を通したら、みそを溶く。

3 器に盛り、好みで七味唐辛子をふる。

スンドゥブ

暑い日も寒い日も飲みたくなる
韓国の定番スープ。発酵＆辛み
パワーで体の中からきれいに

カロリー 234kcal
たんぱく質 23g

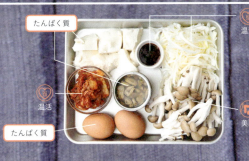

[材料]（2人分）
絹ごし豆腐…2/3丁（200g）
あさり水煮缶…1缶
　▶缶汁ごと使う
長ねぎ…1/2本（50g）
　▶縦半分に切って斜め切り
しめじ…1パック（100g）　▶ほぐす
キムチ…100g
鶏がらスープ（顆粒）…小さじ1
A ┃ しょうゆ、コチュジャン
　┃ 　…各小さじ1
　┃ 塩…小さじ1/4
　┃ こしょう…少々
卵…2個

[作り方]

1 絹ごし豆腐は食べやすく崩し、キッチンペーパーにのせて水切りする。

2 鍋に鶏がらスープ、水2と1/2カップを入れて強火で温める。煮立ったらあさり水煮缶を汁ごと入れ、1、ねぎ、しめじ、キムチを入れて蓋をし、煮立ったら中火で5分ほど煮る。

3 Aで味をととのえる。卵を割り入れ、半熟になるまで火を通す。

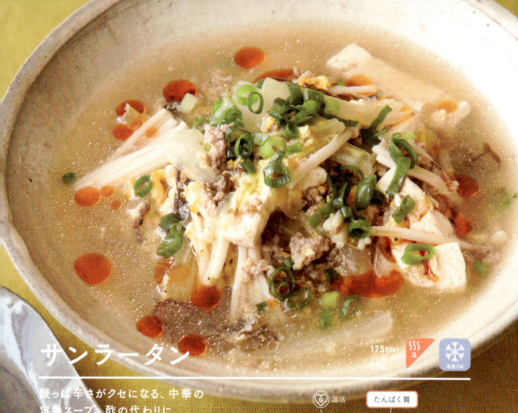

サンラータン

酸っぱ辛さがクセになる、中華の定番スープ。酢の代わりにもずく酢を入れる美レシピ

カロリー 175kcal 20g

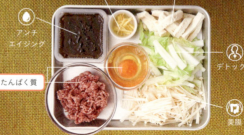

[材料]（2人分）
木綿豆腐…1/3丁（100g）
豚赤身ひき肉…100g
白菜…1枚（100g） ▶ 4cm幅のざく切りにし、繊維に沿って1cm幅に切る
えのきだけ…1/2袋（50g） ▶ 半分に切ってほぐす
しょうが…1かけ ▶ 細切り
A｜鶏がらスープ（顆粒）…小さじ1
　｜水…2カップ
もずく酢…2パック
塩…小さじ1/3
こしょう…少々
しょうゆ…小さじ1
卵…1個
ラー油…少々

[作り方]

1　木綿豆腐はキッチンペーパー3枚ほどで包んでバットなどをのせて5分ほど置いて水切りし、1cm角の棒状に切る。

2　鍋を強火で熱し、豚ひき肉を炒める。A、1、白菜、えのき、しょうがを加えて蓋をし、煮立ったら中火で5分ほど煮る。

3　もずく酢、塩、こしょう、しょうゆで味をととのえ、溶きほぐした卵を回し入れる。

4　器に盛り、ラー油をたらし、好みで小ねぎの小口切りを散らす。

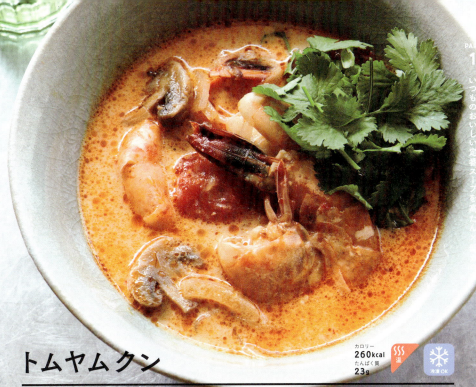

トムヤムクン

えび、ココナッツミルクのコクと
辛みがおいしいタイの定番スープ

カロリー 260kcal
たんぱく質 23g

[材料]（2人分）
えび（ブラックタイガーなど）
　…200g
　▶殻付きのまま背側を少し開き背ワタ
　　をとる
ミニトマト…10個 ▶ヘタをとる
玉ねぎ…1/4個 ▶横半分に切り、
　繊維に沿って薄切りにする
にんにく…1かけ ▶みじん切り
マッシュルーム…6個
　▶半分に切る
豆板醤…小さじ1/2
オリーブ油…小さじ1
A｜鶏がらスープ（顆粒）…小さじ1
　｜水…2カップ
ココナッツミルク…1/2カップ
レモン汁、ナンプラー
　…各大さじ1
塩、こしょう…各少々

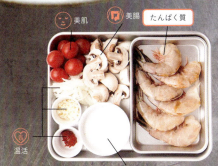

[作り方]

1 鍋にオリーブ油、豆板醤、玉ねぎ、にんにくを入れて強火で熱し、香りが出てきたら、えび、マッシュルーム、ミニトマト、Aを加えて蓋をし、煮立ったら中火で5分ほど煮る。

2 ココナッツミルクを加えて温まったら、レモン汁、ナンプラー、塩、こしょうで味をととのえる。

3 器に盛り、好みでちぎったパクチーをのせる。

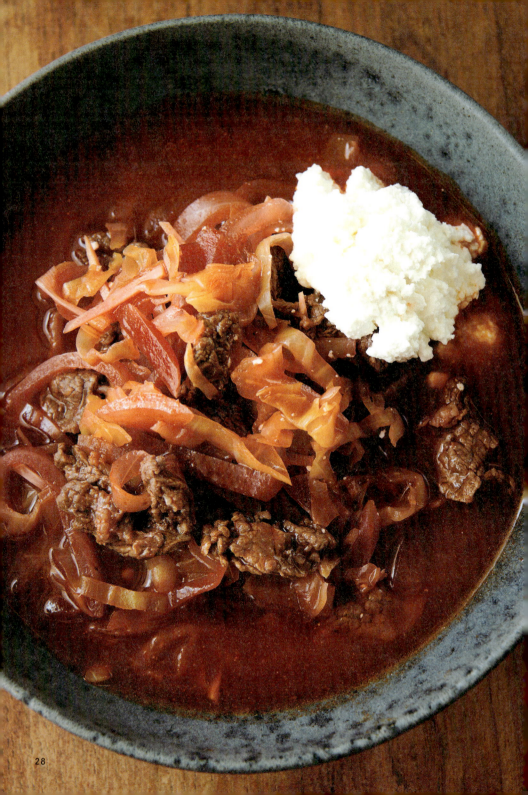

ボルシチ

カロリー **188kcal**
たんぱく質 **22g**

じーんと体にしみわたるおいしさ。
ロシアのシチューを薄切り牛肉＆缶詰ビーツでお手軽に

[材料]（2人分）
牛薄切り肉（ももなど赤身の部分）
　…150g ▶1cm幅に切り
玉ねぎ…1/2個 ▶薄切り
ビーツ水煮缶…100g
　▶細切り。缶汁は別でとっておく
キャベツ…2枚（100g）▶細切り
にんにく…1かけ ▶せん切り
トマトジュース（無塩）…1カップ
オリーブ油…小さじ1
ローリエ…1枚
塩…小さじ1/2
こしょう…少々
カッテージチーズ…50g

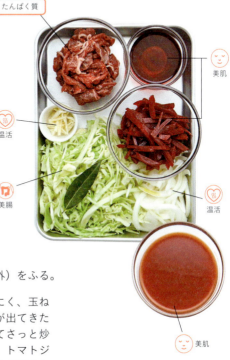

[作り方]

1 牛肉は塩、こしょう（各少々・分量外）をふる。

2 鍋にオリーブ油を強火で熱し、にんにく、玉ねぎを炒める。全体に油が回って香りが出てきたら、牛肉、ビーツ、キャベツを加えてさっと炒め合わせ、ビーツの缶汁1/2カップ、トマトジュース、水2カップ、ローリエを加えて蓋をし、煮立ったら中火で7分ほど煮る。

3 塩、こしょうで味をととのえ、器に盛り、カッテージチーズを等分にのせる。

Point

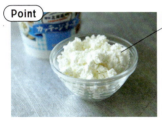

カッテージチーズをのせることで本格度アップ。酸味とクリーミーさが、うまみのきいたクリアなスープに溶け出して最高。

PART 1 いつものおいしい定番スープを高たん×低カロで

ブイヤベース

サフランのやさしい香りとうまみ
たっぷりの魚介で煮込んだスープ

[材料]（2人分）
たらの切り身…2切れ（160g）
▶ 3等分に切る
シーフードミックス…100g
にんにく…1かけ ▶みじん切り
玉ねぎ…1/4個 ▶みじん切り
セロリ…1/2本（50g）▶みじん切り
オリーブ油…小さじ2
白ワイン…大さじ3
ローリエ…1枚
サフラン…ひとつまみ
塩…小さじ1/2
こしょう…少々

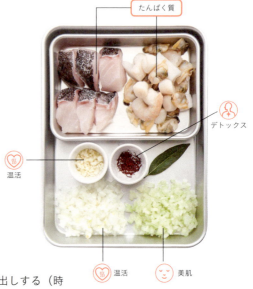

[作り方]

1. サフランは水2カップに浸して色出しする（時間があれば1時間ほどおく）。

2. 鍋にオリーブ油、にんにく、玉ねぎ、セロリを入れて強火で熱し炒める。全体に油が回り香りが出てきたら、白ワイン、**1**を水ごと（漉さなくてOK）、たら、シーフードミックス、ローリエを加える。蓋をして煮立ったら中火で5分ほど煮る。

3. 塩、こしょうで味をととのえる。

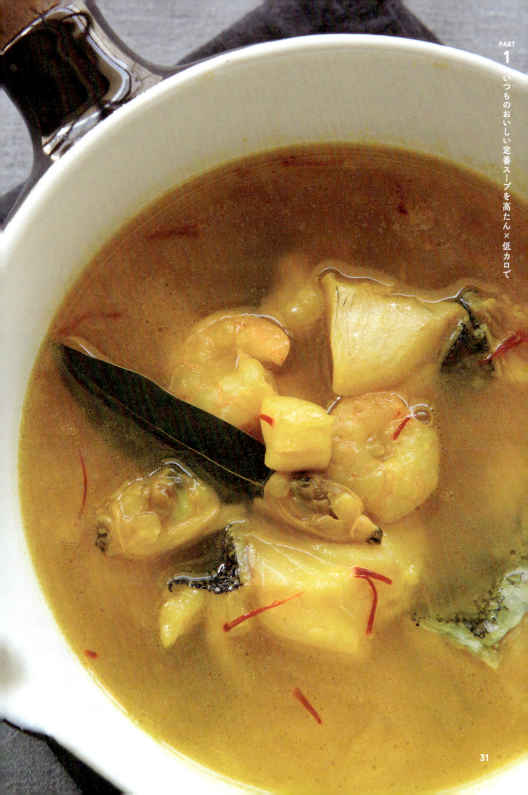

PART 1 いつものおいしい定番スープを高たん×低カロで

COLUMN

どうしても炭水化物が欲しくなってしまったときは

スープだけだとどうしても物足りなく感じ、炭水化物が食べたくなってしまうというときも……。炭水化物の中でも、太りにくく美容に良いものを上手に選んで。

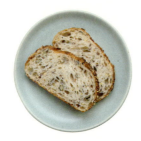

雑穀のパン

白いパンではなく、「茶色いパン」を。ライ麦パンや全粒粉のパン、雑穀やナッツ入りのパンなどは、血糖値の急上昇を抑えられ、食物繊維やビタミンなどが含まれるので美容にも◎。

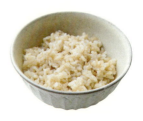

玄米や雑穀米

パンと同様に、ごはんも白米でなく「茶色いごはん」を。玄米や雑穀米、もち麦など様々な種類があり、栄養素もそれぞれ。血糖値の上昇も白米よりゆるやかにしてくれます。

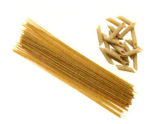

全粒粉パスタ

パン、ごはんと同様にパスタにも全粒粉入りのものが売られています。ペンネやスパゲッティなど形も選べて、常備しておくと◎。血糖値の急上昇を抑え、かみごたえもあって満足感も。

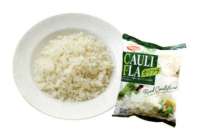

カリフラワーライス

炭水化物ではないですが、カリフラワーを米粒状にカットした冷凍食品。案外おいしいので、ごはん欲が抑えられる、という声も。栄養もあり、糖質は大幅にカットできます。

Part
2

肉をチャージ！
燃焼系やせスープ

たんぱく質といえばまず食べたいのは肉。調理が
しやすく筋肉のもととなる食材なので摂取したいで
すが、ついつい同じような料理でマンネリになりが
ち……という声も。家にある調味料で10分あれば
ぱぱっと作れるスープのバリエをたっぷりとご紹介。

かぶとチキンの
ジンジャーミルクスープ

スパイシーなしょうがスープをミルク仕立てでマイルドに。
かぶをとろりと煮ると美味

[材料]（2人分）
鶏もも肉（皮なし）…200g
　▶ひと口大に切る
かぶ…3個　▶皮をむいてくし形切り／
　葉は3cm幅のざく切り
しょうが…1かけ　▶細切り
A｜鶏がらスープ（顆粒）…小さじ1
　｜水…1/2カップ
低脂肪牛乳…1と1/2カップ
塩…小さじ1/2
こしょう…少々

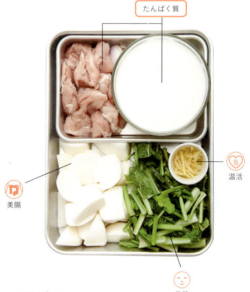

[作り方]
1　鶏もも肉は塩、こしょう（各少々・分量外）をふる。

2　鍋に1、かぶ（葉も）、しょうが、Aを入れて蓋をし、中火で5分ほど蒸し煮にする。

3　牛乳を加えて温め、塩、こしょうで調味する。

Point
鶏もも肉は皮や余分な脂肪をとり除いて使うと、カロリーが大幅ダウン。ダイエット中は心がけましょう。

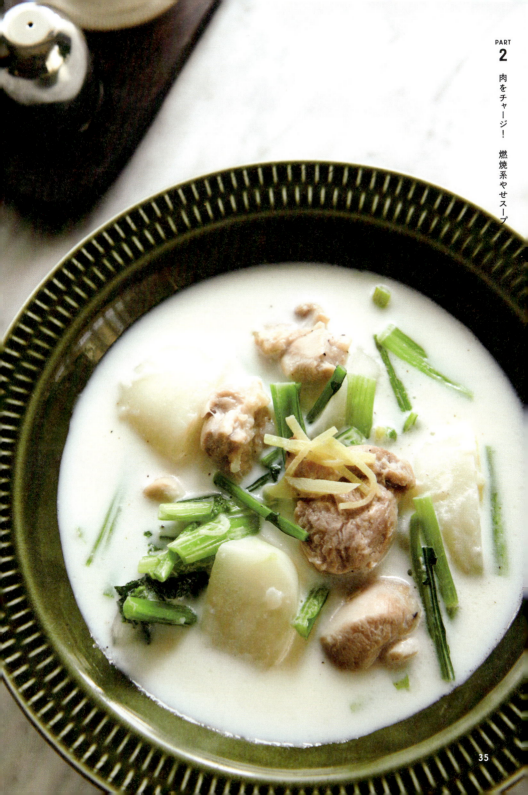

PART **2** 肉をチャージ！ 燃焼系やせスープ

鶏むねとまいたけの
おろしスープ

カロリー
176kcal
たんぱく質
27g

大根おろしをスープにすることで
食べごたえアップ。まいたけと
鶏だしをたっぷり吸わせて

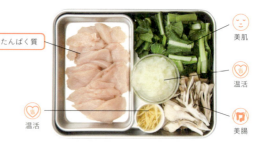

[材料]（2人分）
鶏むね肉（皮なし）
　…200g ▶ ひと口大のそぎ切り
まいたけ…1パック（100g） ▶ ほぐす
小松菜…1/2束（100g） ▶ ざく切り
大根…4cm（100g） ▶ 細切りorすりおろし
しょうが…1かけ ▶ 細切りorすりおろし
片栗粉…小さじ2
だし汁…3カップ
塩…小さじ1/3
しょうゆ、みりん…各大さじ1

[作り方]

1 鶏むね肉は片栗粉を薄くまぶす。

2 鍋にだし汁を入れて強火で温め、**1**、まいたけ、小松菜、大根、しょうが、塩、しょうゆ、みりんを入れて蓋をし、煮立ったら中火で5分ほど煮る。

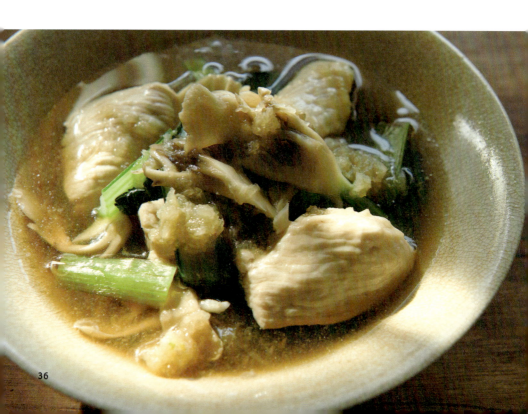

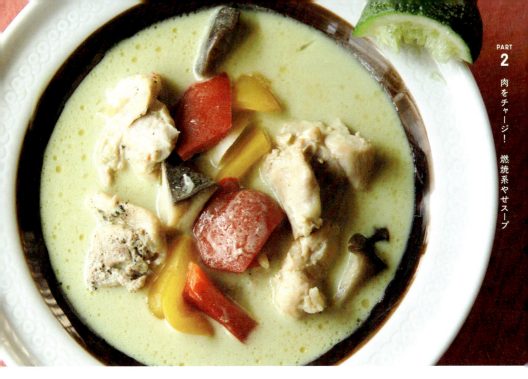

チキンのココナッツカレー

カロリー **387kcal**
たんぱく質 **25g**

グリーンカレーのようなクセになるおいしさ。
濃厚ココナッツミルクで食べ応え満点

[材料]（2人分）
鶏もも肉（皮なし）
　…200g ▶ひと口大に切る
パプリカ（赤・黄）
　…各1/2個 ▶乱切り
エリンギ…1本 ▶乱切り
しょうが…1かけ ▶せん切り
A｜鶏がらスープ（顆粒）…小さじ1
　｜水…1と1/2カップ
ココナッツミルク…1カップ
カレー粉…小さじ1
ナンプラー…大さじ1
塩、こしょう…各少々

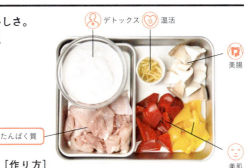

[作り方]

1 鶏もも肉は塩、こしょう（各少々）をふる。

2 鍋にAを入れて強火で温め、**1**、パプリカ、エリンギ、しょうがを加えて蓋をし、煮立ったら中火で5分ほど煮る。

3 ココナッツミルクを加えて温め、カレー粉、ナンプラー、塩、こしょうで味をととのえる。

4 器に盛り、好みでくし形に切ったライムを添える。

ささみと豆苗の中華風スープ

片栗粉をまぶしたのどごしの良いささみと、スープ全体についたとろみがおいしい

カロリー 168kcal
たんぱく質 25g

冷凍OK

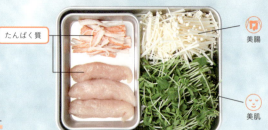

[材料]（2人分）
鶏ささみ（筋をとる）…3本（150g）
かにかまぼこ…5本（50g） ▶ほぐす
豆苗…1パック ▶半分の長さに切る
えのきだけ…1袋（100g） ▶半分の長さに切る
酒…大さじ1
塩…少々
A｜ 鶏がらスープのもと…小さじ1
　｜ 水…3カップ
B｜ 片栗粉、水…各小さじ2
塩…小さじ1/3
こしょう…少々
白いりごま…小さじ1/2

[作り方]

1 鶏ささみは耐熱皿にのせ、酒、塩少々をふり、ラップをして電子レンジで2分30秒分加熱する。

2 鍋にAを入れて強火で温め、かにかまぼこ、豆苗、えのきを入れて中火で2分ほど煮、1をほぐして加え、塩小さじ1/3、こしょうで味をととのえる。Bで水溶き片栗粉を作って加え、とろみをつける。

3 器に盛り、ごまをふる。

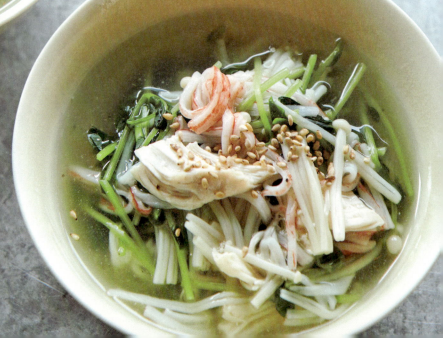

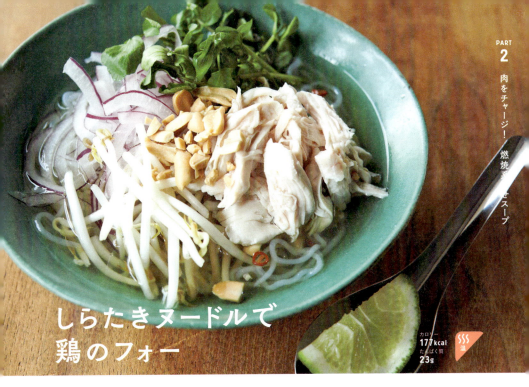

しらたきヌードルで鶏のフォー

カロリー 177kcal
たんぱく質 23g

超ヘルシー食材ばかりを使用。
しらたきをアジアの米麺に見立てて

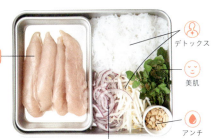

[材料] (2人分)
鶏ささみ (筋をとる)…4本 (200g)
しらたき…400g
▶熱湯で2分ほど下ゆでする
もやし…1/5袋 (50g)
▶ひげ根をとる
クレソン…1/3束 (30g)
▶食べやすくちぎる
紫玉ねぎ…1/4個 ▶横に薄切り
ピーナッツ…20g ▶粗めに砕く
A ｜ 鶏がらスープ (顆粒)…小さじ1
　｜ 水…3カップ
　｜ 赤唐辛子の小口切り…ひとつまみ
ナンプラー…大さじ1
こしょう…少々
ライム…1/4個

[作り方]

1 鍋にAを入れて沸騰させ、ささみを加えて蓋をして火をとめる。そのまま5分ほどおく。

2 ささみをとり出して再び強火にかけ、しらたきを加え、ナンプラー、こしょうで調味する。

3 器に盛り、もやし、クレソン、紫玉ねぎ、ピーナッツをのせる。さらに、ささみを裂いてのせ、ライムを添える。

豚とレタスとわかめの しゃぶしゃぶスープ

カロリー 283kcal
たんぱく質 23.8g

豚のうまみとレタしゃぶの食感がやみつきに。
あっさりスープにパンチのきいたたれが最高

[材料]（2人分）
豚肉しゃぶしゃぶ用（ももまたはロース）
　…200g
レタス…3枚（100g）　▶大きめにちぎる
長ねぎ…1/4本（25g）
　▶縦半分に切って斜め切り
生わかめ…80g　▶食べやすく切る
だし汁…3カップ
塩…少々
A｜しょうがのすりおろし…1かけ分
　｜白すりごま…小さじ2
　｜酢…大さじ1
　｜しょうゆ…大さじ2
　｜オイスターソース…小さじ1

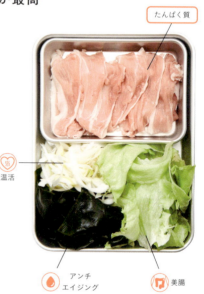

[作り方]

1 鍋にだし汁を入れて中火で熱し、豚肉をさっとしゃぶしゃぶし、とり出して器に盛りつけておく。スープにアクが出ていたらとり除く。

2 塩とねぎ、レタス、わかめを**1**の鍋に加えてさっと火を通し、とり出した豚肉と一緒に器に盛り付けスープをかける。

3 混ぜ合わせた**A**をかけて食べる。

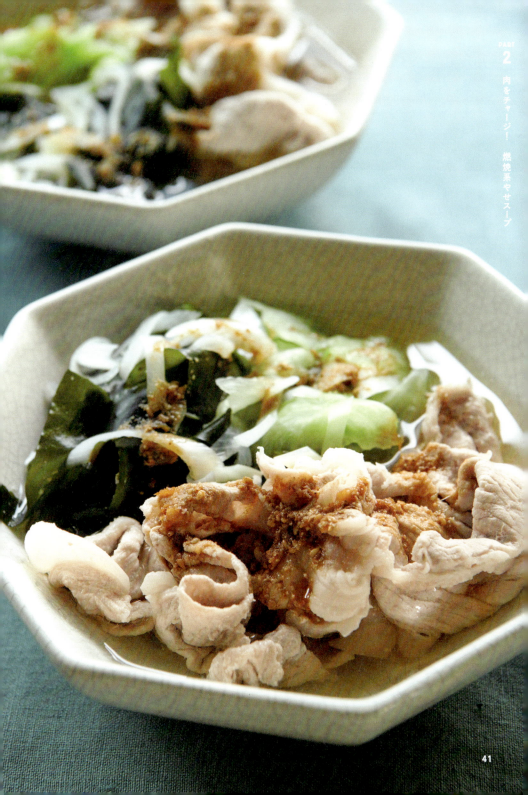

PART 2 肉をチャージ！ 燃焼系やせスープ

豚ヒレときのこの豆乳みそスープ

219kcal / たんぱく質 25g

豚ヒレの食べごたえで
満足感のあるおかず系スープ。
豆乳とみその相性もたまりません

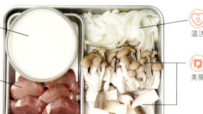

[材料]（2人分）
豚ヒレ肉（とんかつ用）…150g
▶一口大に切り包丁の刃先で数か所刺す
しめじ…1パック（100g）▶ほぐす
エリンギ…1本 ▶薄切り
玉ねぎ…1/2個 ▶薄切り
小麦粉…小さじ2
オリーブ油…小さじ2
A｜コンソメ（顆粒）…小さじ1
　｜水…1カップ
無調整豆乳…1カップ
B｜塩…小さじ1/3
　｜こしょう…少々
　｜みそ…小さじ1

[作り方]

1　豚肉は塩、こしょう（各少々・分量外）をふり、小麦粉を薄くまぶす。

2　鍋にオリーブ油を強火で熱し、1を焼き付ける。焼き色がついたらしめじ、エリンギ、玉ねぎ、Aを入れて蓋をし、煮立ったら中火で5分ほど煮る。豆乳を加えて温め、Bで味をととのえる。

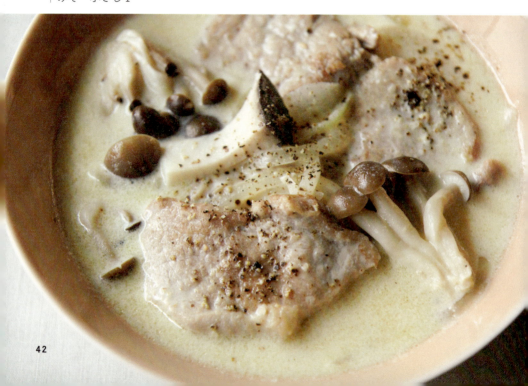

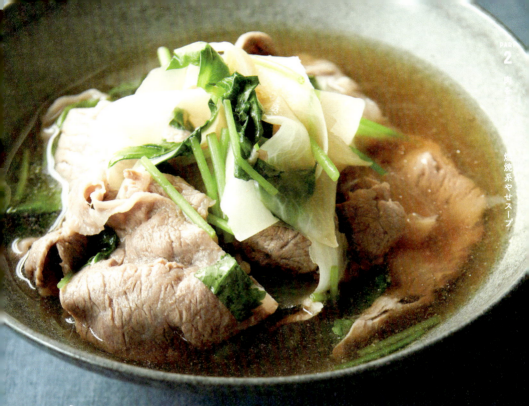

牛しゃぶと
ひらひら大根のスープ

カロリー 249kcal
たんぱく質 21g

ひらひら大根が食べやすい。
しょうがをきかせた牛だし
スープで心も体もポカポカ

[材料]（2人分）
牛しゃぶしゃぶ用肉（もも）…200g
大根…4cm（100g）
　▶ピーラーで縦に削ってひらひらに
しょうが…1かけ ▶細切り
だし汁…3カップ
酒…大さじ2
しょうゆ…小さじ2
塩…小さじ1/3
三つ葉…30g ▶ざく切り

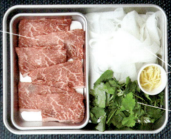
たんぱく質

[作り方]
1　鍋にだし汁を入れて強火で熱し、牛肉をさっとしゃぶしゃぶし、とり出す。アクが出ていればとり除く。

2　大根、しょうが、酒、しょうゆ、塩を加えて中火で2分ほど煮る。1でとり出した牛肉、三つ葉を加える。

ユッケジャン風
～牛肉と卵のスープ～

韓国の牛肉のピリ辛スープを
即席で！ 本格的な味わいに

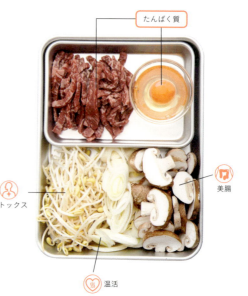

[材料]（2人分）
牛もも肉（焼肉用）
　…150g ▶5mm幅の細切り
豆もやし…1/2袋（100g） ▶ひげ根をとる
長ねぎ…1/2本（50g） ▶斜め薄切り
しいたけ…3枚 ▶薄切り
ごま油…小さじ1
A｜鶏がらスープ（顆粒）…小さじ1
　｜水…3カップ
コチュジャン、しょうゆ
　…各小さじ1
塩…小さじ1/3
こしょう…少々
卵…1個
白いりごま…小さじ1

[作り方]

1 鍋にごま油を入れて強火で熱し、牛肉を炒める。色が変わったらAを加えて温め、もやし、ねぎ、しいたけ、コチュジャン、しょうゆを加えて蓋をし、煮立ったら中火で5分ほど煮る。

2 味をみながら塩、こしょうでととのえ、溶きほぐした卵を回し入れる。

3 器に盛り、白ごまをふる。

> **Point**
> 牛肉は、ダイエット中はなるべくもも肉がおすすめ。焼肉用のスライスが売っていなければブロックなどを薄切りにしてもOK。

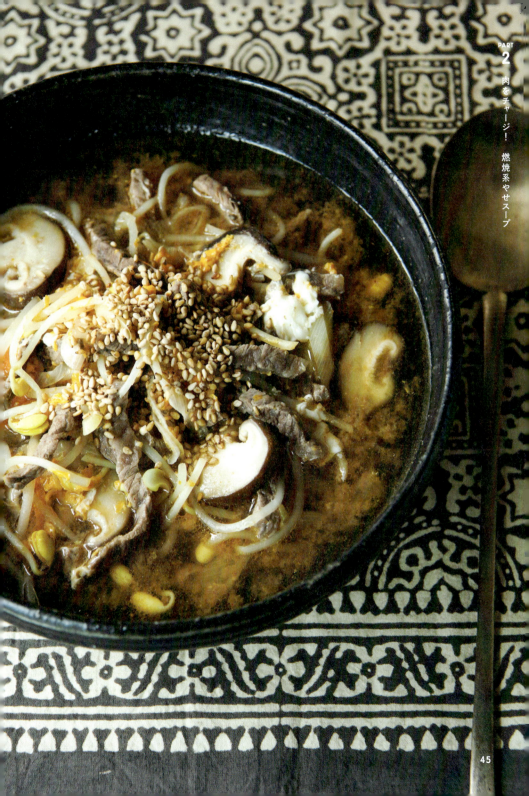

PART 2 肉をチャージ！ 燃焼系やせスープ

鶏レバーとトマトの
カレースープ

レバーのスープ!?
食べると驚くほどクセのなく
マイルドな、やみつきタンドリー味

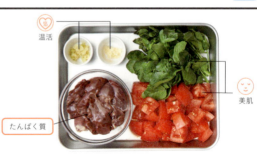

[材料]（2人分）
鶏レバー…200g
トマト…2個 ▶ひと口大に切る
A ┌ コンソメ（顆粒）…小さじ1
　├ 水…3カップ
　└ にんにく、しょうが
　　　…各1かけ ▶すりおろす
カレー粉、ナンプラー…各小さじ1
塩…小さじ1/3
こしょう…少々
クレソン…1/3束（30g） ▶ざく切り

[作り方]

1 鶏レバーは脂肪や血、あれば薄膜もとり除いて下処理し、ひと口大に切って水に浸してよく洗い、水けをきる。

2 鍋にAを入れてを強火で熱し、1、トマトを加えて蓋をし、煮立ったら中火で3分ほど煮る。カレー粉、ナンプラー、塩、こしょうで味をととのえ、クレソンを加える。

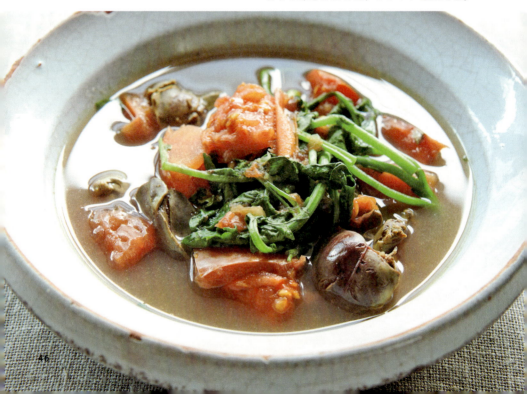

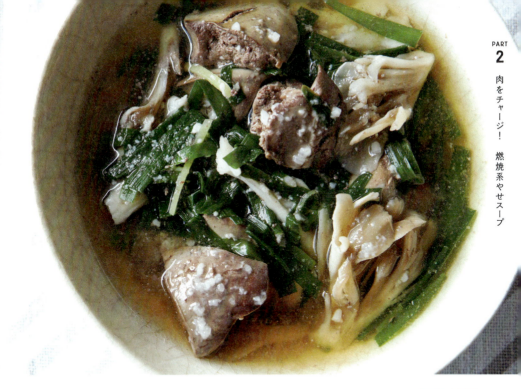

レバニラ塩麹スープ

カロリー 200kcal
たんぱく質 24g

PART 2 肉をチャージ！燃焼系やせスープ

塩麹が体にしみる、養生スープ。
好みでもち麦を加えてもおいしい

[材料]（2人分）
鶏レバー…200g
ニラ…1/2束（50g）▶ 3cm幅のざく切り
まいたけ…1袋（100g）▶ ほぐす
しょうが…1かけ ▶ 細切り
だし汁…3カップ
塩麹…大さじ3

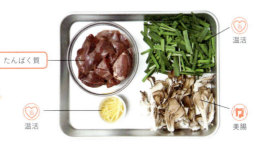

[作り方]

1. 鶏レバーは脂肪や血、あれば薄膜もとり除いて下処理し、ひと口大に切って水に浸してよく洗い、水けをきる。

2. 鍋にだし汁を入れて強火で温め、1、ニラ、まいたけ、しょうがを加え蓋をし、煮立ったら中火で3分ほど煮る。火を止めて塩麹を加えて混ぜる。

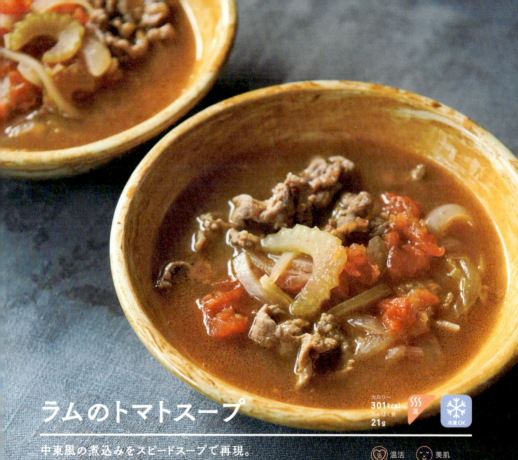

ラムのトマトスープ

中東風の煮込みをスピードスープで再現。
ラムのうまみとスパイスはバッチリ本格味

カロリー **301kcal**
たんぱく質 **21g**

【材料】(2人分)
ラム薄切り肉
　(または牛もも薄切り肉)…200g
トマト…1個　▶ひと口大に切る
玉ねぎ…1/4個　▶薄切り
セロリ…1/3本(30g)　▶薄切り
にんにく…1かけ　▶みじん切り
赤唐辛子…1本
ローリエ…1枚
オリーブ油…小さじ2
ウスターソース
　(中濃やとんかつソースでもOK)
　…小さじ2
塩、クミンパウダー…各小さじ1/4
こしょう…少々

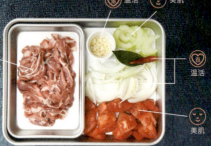

【作り方】

1 鍋にオリーブ油を強火で熱し、玉ねぎ、セロリ、にんにく、ラム肉を炒める。肉の色が変わってきたらトマト、水2と1/2カップ、種をとり除いた赤唐辛子、ローリエを加えて蓋をし、煮立ったら中火で7分ほど煮る。

2 ソース、塩、こしょう、クミンパウダーで味をととのえる。

PART 2 肉をチャージ！ 燃焼系やせスープ

ひき肉とキドニービーンズのスープ
ギリシャヨーグルトのせ

北欧風のひき肉とビーンズの煮込み
料理のように、おかず感覚で食べるスープ

カロリー 319kcal
たんぱく質 24g

[材料]（2人分）
牛ひき肉（赤身がおすすめ）…150g
キドニービーンズ（水煮）…1缶（100g）
▶缶汁をきる
にんにく…1かけ ▶みじん切り
玉ねぎ…1/4個 ▶みじん切り
ズッキーニ…1本 ▶1cm厚さのいちょう切り
オリーブ油…小さじ2
A｜ トマトジュース（無塩）…1カップ
　｜ 水…2カップ
塩、こしょう…各少々
ローリエ…1枚
ヨーグルト（おすすめはギリシャヨーグルトなど高たんぱくなもの）…100g

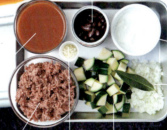

[作り方]

1 鍋にオリーブ油、にんにく、玉ねぎ、ひき肉を入れて強火で炒め、ひき肉の色が変わってきたらズッキーニ、キドニービーンズ、ローリエ、Aを加えて蓋をし、5分ほど煮る。

2 塩、こしょうで味をととのえ、器に盛ってヨーグルトをのせ、好みでパプリカパウダーを5ふり程度ふる。

49

ふんわり鶏団子スープ

カロリー 191kcal
たんぱく質 28g

パサつきがちな、むね肉はつなぎにお麩を入れて軽い肉団子に。
ごろごろ肉団子でお腹も満足

[材料]（2人分）
鶏ひき肉（むね肉）…200g
しょうが…1かけ ▶すりおろす
小町麩…10個（10g）
塩、こしょう…各少々
白菜…小2枚（150g） ▶3cm幅のざく切り
えのきだけ…1袋（100g） ▶半分に切ってほぐす
だし汁…3カップ
A│しょうゆ、みりん…各大さじ1
 │みそ…小さじ1
ゆずこしょう…小さじ1/2

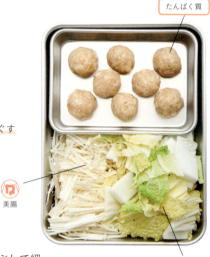

[作り方]

1 小町麩はビニール袋などに入れて、つぶして細かくする。

2 ボウルに 1、ひき肉、しょうが、塩、こしょうを入れてよく練り、ひと口大に丸める。

3 鍋にだし汁を入れて強火で温め、2、白菜、えのきを加える。蓋をして煮立ったら中火で5分ほど煮る。

4 A で味をととのえ、器に盛り、ゆずこしょうを添える。

Point

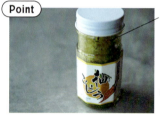

ゆずこしょうは味や香りのアクセントにはもちろん、体を温めてくれる調味料でもあります。和のスープにぜひ添えて。

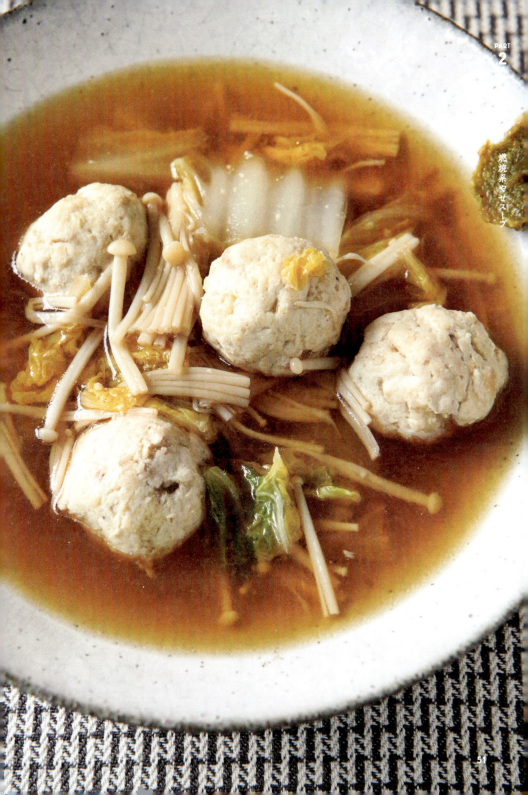

PART 2

燃焼系ヤセスープ

51

豆乳担々スープ

人気の担々スープを豆乳バージョンの本格味で。麺がなくても大満足！

[材料]（2人分）
豚赤身ひき肉…200g
にんにく、しょうが
　…各1かけ ▶すりおろす
豆もやし…1袋（200g）▶ひげ根をとる
豆板醤、ごま油…各小さじ1
A　鶏がらスープ（顆粒）…小さじ1/2
　水…1カップ
無調整豆乳…2カップ
塩…小さじ1/3
こしょう…少々
しょうゆ…小さじ1
小ねぎの小口切り…適量

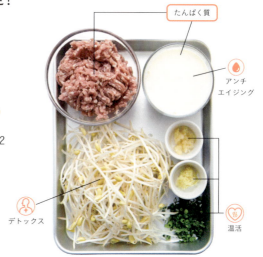

[作り方]

1　鍋にごま油、にんにく、しょうが、豆板醤、豚ひき肉を入れて強火で炒める。ひき肉の色が変わってきたらAを加えて温める。

2　豆もやし、豆乳を加えてさらに温め、塩、こしょう、しょうゆで味をととのえる。

3　器に盛り、小ねぎ、好みで白すりごまをふる。

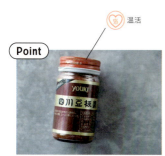

Point

豆板醤があるだけで本格的な中華が家庭で作れます。そのうえ唐辛子の辛み成分で体の中から脂肪を燃焼してくれる効果も。

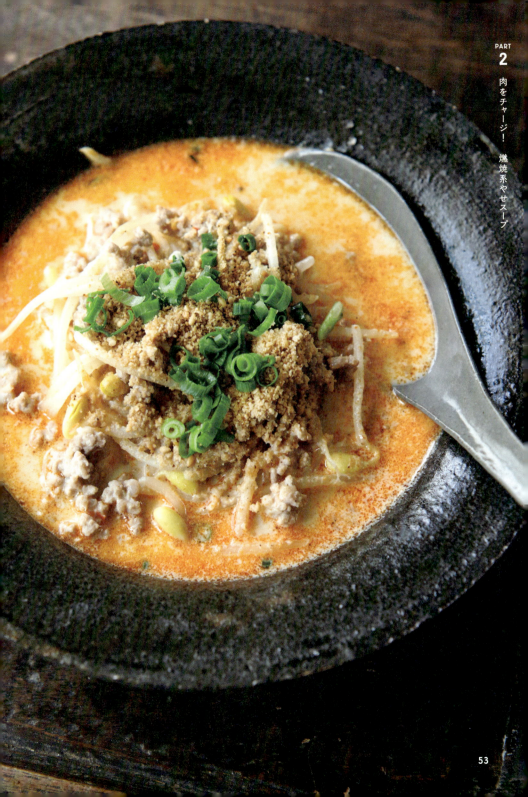

PART 2 肉をチャージ！燃焼系やせスープ

COLUMN

たんぱく質を
もう少しプラスすべきときは

本書のスープにはたんぱく質量を表記していますが、1日のトータルで考えたときに「もう少したんぱく質を摂りたい」というときは、このようなものをスープと一緒に食べて。

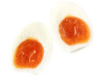

ゆで卵

栄養価が高く、手軽に食べられて、お腹も満たされる。何個かゆでてストックしておくと便利。

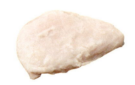

サラダチキン

コンビニなどで売っているものでも。最近ではチキン以外にサバやサーモンなどの商品も。

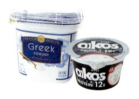

ギリシャヨーグルト

ギリシャやグリークの名で売られているものは、ふつうのヨーグルトよりたんぱく質量が多い。

豆腐

冷奴や温豆腐にしたり、トッピングで味を変えられるので飽きがこず、お腹も満たされる。

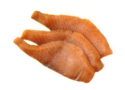

スモークサーモン

調理なしでそのまま食べられるので便利。塩けがあるので野菜などと一緒に食べても。

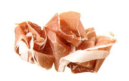

生ハム

スモークサーモンと同様、塩けがあるので野菜などと一緒に食べても。脂質が多いので摂りすぎに注意。

Part

3

魚介で究極
ヘルシースープ

魚介のスープは低カロリーでうまみがたっぷり！ 扱いがむずかしそうと感じる魚介もあるかもしれませんが、案外簡単。10分あれば本格だしのスープが完成します。魚介に含まれる脂は栄養価も高く、美容とダイエットに最高です。

サーモンのミルクターメリックスープ

カロリー **364kcal**
たんぱく質 **29.9g**

ターメリック×サーモンの
最強コンビでおいしく美活

[材料]（2人分）
サーモン…2切れ（200g）
▶ひと口大に切る
カリフラワー…小1/3株（100g） ▶1cm厚さに切る
にんじん…1/3本（50g） ▶いちょう切り
玉ねぎ…1/2個 ▶1cm角に切る
ローリエ…1枚
低脂肪牛乳…2カップ
ターメリック、塩…各小さじ1/2
こしょう…少々
オリーブ油…適量

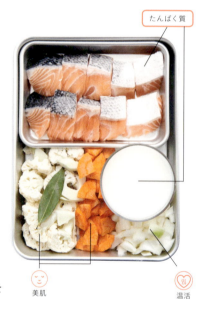

[作り方]

1. サーモンは塩、こしょう（各少々・分量外）をふる。

2. 鍋に1、カリフラワー、にんじん、玉ねぎ、水1カップ、ローリエを入れて蓋をし、中火で5分ほど煮る。

3. 牛乳、ターメリックを加えて温め、塩、こしょうで味をととのえる。

4. 器に盛り、オリーブ油を回しかける。

Point 温活

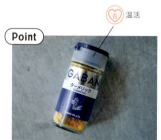

ターメリック（ウコン）は奇跡のスパイスとも呼ばれ、抗酸化作用、鎮痛効果、様々な効能があると言われています。

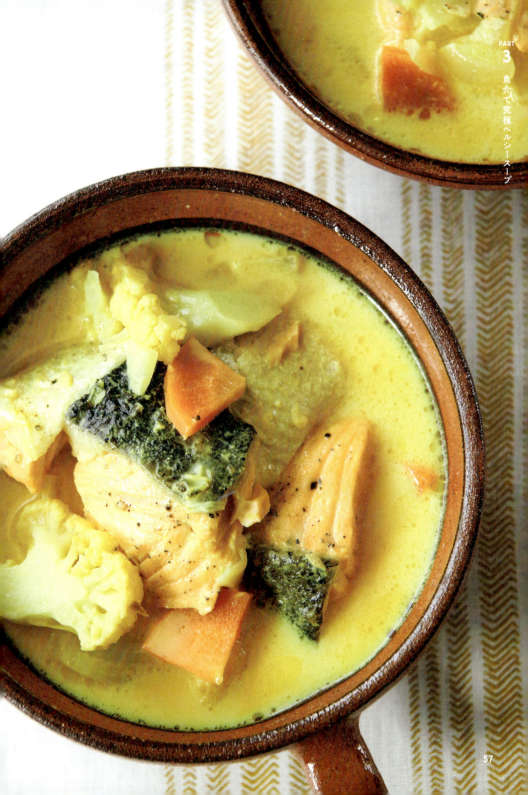

PART 3 魚介で究極ヘルシースープ

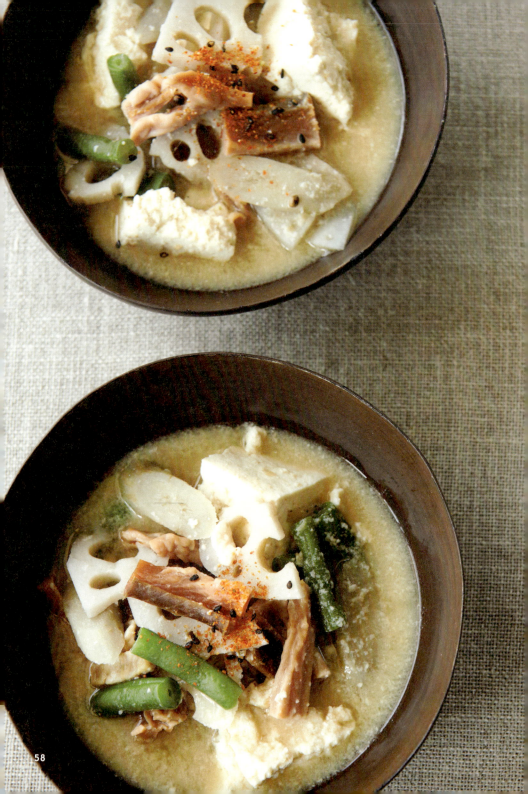

うまみたっぷり
鮭とば根菜粕汁

カロリー 242kcal
たんぱく質 18.9g

鮭とばをスープに!?
うまみがギュギュッと凝縮された優秀保存食

[材料]（2人分）
鮭とば…60g
酒かす…50g
木綿豆腐…1/2丁（150g）
ごぼう…1/3本（50g）▶斜め薄切り
れんこん…1/3節（50g）▶いちょう切り
いんげん…5本
　▶へたを切り落として3cm幅に切る
みそ…大さじ2

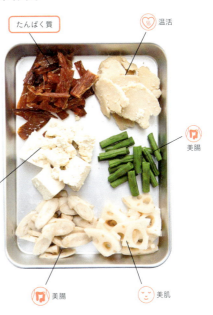

[作り方]

1　鍋に水3カップを入れて鮭とば、酒かすをちぎって入れておく。

2　木綿豆腐は食べやすく崩してキッチンペーパーにのせて水けをきる。

3　1に2、ごぼう、れんこん、いんげんを加えて蓋をして中火にかける。煮立ったら5分ほど煮る。

4　みそを溶き入れ、器に盛って好みで七味唐辛子をふる。

Point

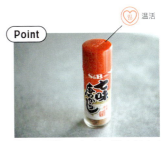

辛いのが嫌いでなければ体を温めてくれる七味唐辛子は常備しておくのがおすすめ。一味や黒七味、山椒などをふっても◎。

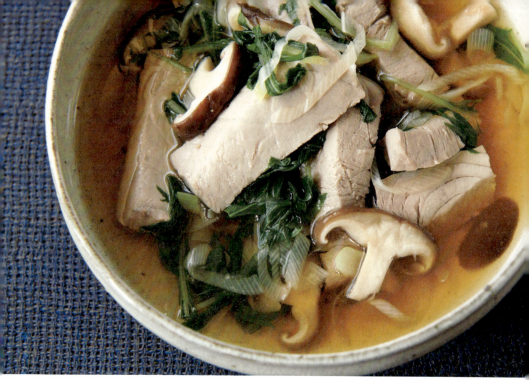

まぐろと水菜のスープ

カロリー 146kcal
たんぱく質 24.3g

まぐろを使った贅沢なスープ。
加熱するので、安売りのまぐろでも
おいしく食べられます

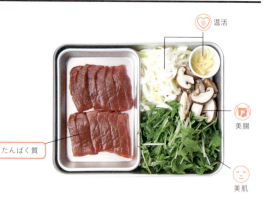

[材料]（2人分）
まぐろ赤身…200g
　▶1cm幅のそぎ切り
長ねぎ…1/2本（50g）
　▶縦半分に切って斜め薄切り
水菜…1/4束（50g）
　▶3cm幅のざく切り
しいたけ…2枚　▶薄切り
しょうが…1かけ　▶細切り
だし汁…3カップ
しょうゆ、みりん…各大さじ1
塩…小さじ1/4

[作り方]

1 鍋にだし汁を入れて強火で温め、ねぎ、水菜、しいたけ、しょうがを入れ、しょうゆ、みりん、塩を加える。

2 まぐろを加えてさっと温めたら、器に盛り付ける。

かつおの
サルサソースかけスープ

189kcal
たんぱく質 27.2g

サラダのような、新感覚のスープ。
酸味がきいたサルサがおいしい

[材料]（2人分）
かつお…200g ▶1cm幅に切る
トマト…1/2個 ▶みじん切り
紫玉ねぎ…1/4個 ▶みじん切り
ピーマン…1個 ▶みじん切り
にんにく…1/2かけ ▶みじん切り
コーン缶（ホール）…40g
　▶汁けをきる

A｜オリーブ油…小さじ2
　｜塩…小さじ1/3
　｜こしょう、タバスコ…各少々
　｜レモン汁…小さじ1

B｜コンソメ（顆粒）…小さじ1/2
　｜水…2カップ
　｜塩…小さじ1/3
　｜こしょう…少々

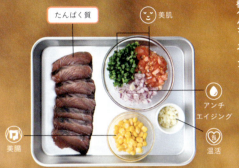

[作り方]

1 かつおは塩をふっておく。水分が出てきたらペーパーでふきとる。

2 ボウルにトマト、紫玉ねぎ、ピーマン、にんにく、コーン、**A**を混ぜサルサを作る。

3 鍋に**B**を入れて温め、**1**を加えて1分ほどゆで、汁ごと器に盛り付ける。**2**をかける。

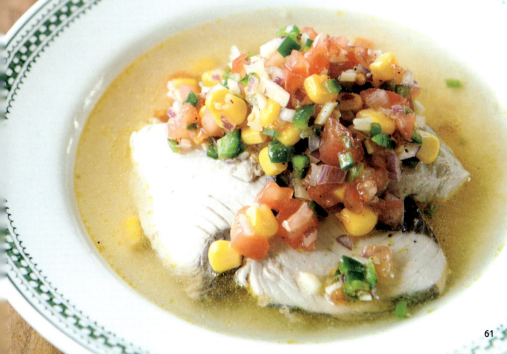

さば缶チゲスープ

カロリー 252kcal
たんぱく質 24.3g

栄養満点で保存がきく、
さば缶とキムチを使ったお手軽スープ

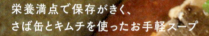

[材料] (2人分)
さば水煮缶…1缶 (200g)
▶ 缶汁ごと使う
キムチ…100g
大根…8cm (200g) ▶ いちょう切り
しょうゆ…小さじ1
みそ…大さじ1
小ねぎ…適量 ▶ 小口切り

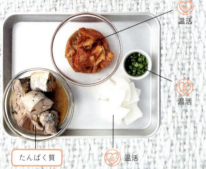

[作り方]

1. 鍋にさば缶を汁ごと入れ、水3カップ、大根、キムチを入れて蓋をして強火にかける。煮立ったら中火にして5分ほど煮る。

2. しょうゆ、みそを加えて味をととのえる。

3. 器に盛り、小ねぎを散らす。

いかとセロリのスープ

カロリー **146kcal**
たんぱく質 **24g**

PART 3 魚介で究極ヘルシースープ

超低カロリースープ。
いかたっぷりで高たんぱく&うまみ高し！

[材料]（2人分）
いか…1ぱい（正味220g）
セロリ…1本（100g）
▶4cm幅に切ってから薄切り
長ねぎ…1/2本（50g）
▶縦半分に切ってから斜め薄切り

A ┃ 鶏がらスープ（顆粒）…小さじ1
　┃ 水…3カップ
　┃ 塩…小さじ1/2
　┃ こしょう…少々

B ┃ ゆずこしょう…小さじ1/2
　┃ しょうゆ…小さじ1/2
　┃ ごま油…小さじ1

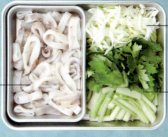

たんぱく質　温活　美肌

[作り方]

1 いかは胴からワタを取り出し、軟骨を取り除いてから輪切りにする。足は吸盤を取り除いて2〜3本に分ける。

2 鍋にAを入れて中火で温め、1、セロリ、ねぎを加えて2分ほどさっと煮る。

3 器に盛り付ける。スープを食べながら、途中で混ぜ合わせたBを加えて味変するのもおすすめ。

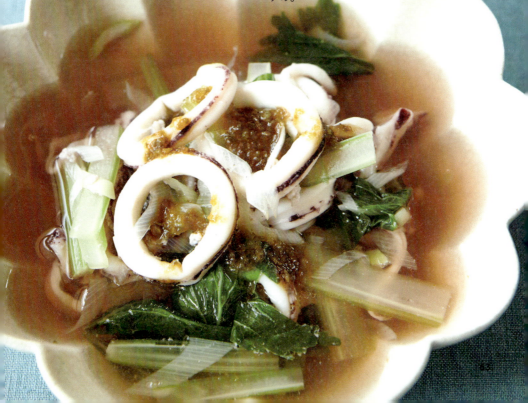

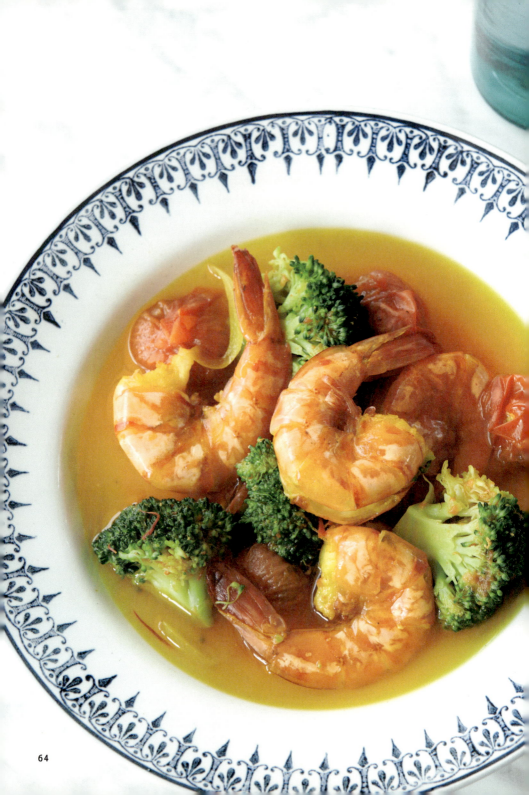

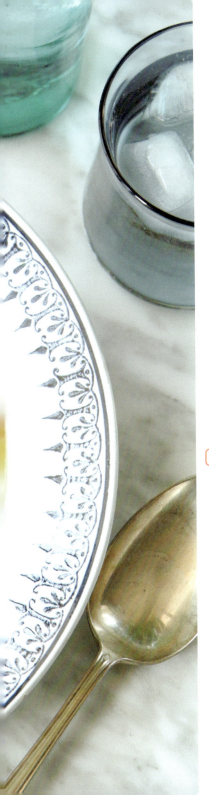

PART 3 魚介で究極ヘルシースープ

えびと
ブロッコリーの
サフランスープ

カロリー 159kcal
たんぱく質 27.5g

サフランの香りの高さをえびだしと合わせて。手軽なのにレストラン級！

[材料]（2人分）
えび（ブラックタイガーなど）…8尾（250g）
　▶殻付きのまま背側を少し開き背ワタをとる
ブロッコリー…小1株（150g）　▶小房に分ける
玉ねぎ…1/4個　▶薄切り
ミニトマト…10個　▶ヘタをとる
A ┃ コンソメ（顆粒）…小さじ1/2
　┃ 水…3カップ
　┃ サフラン…ひとつまみ
　┃ ローリエ…1枚
塩…小さじ1/2
こしょう…少々

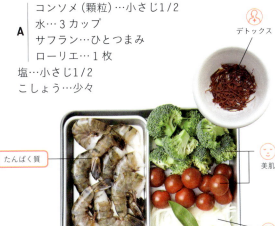

デトックス
たんぱく質
美肌
温活

[作り方]

1　鍋にAを入れておきサフランの色を出す（時間があれば1時間ほどおく）。

2　1に玉ねぎを加えて中火で温め、3分ほど煮たら、えび、ブロッコリー、ミニトマトを加えて2分ほど煮、塩、こしょうで味をととのえる。

Point　サフランは着色作用を基本とする香辛料なので強い味わいはありませんが、美容・栄養効果があり、冷え性を改善したり血液サラサラ効果も。

たらとキャベツの
だしスープ

たらのうまみが溶け出した
和のおだしがたまらない。
ふんわりごま油の香りも加えて

[材料]（2人分）
甘塩たら…3切れ（300g）
　▶ひと口大に切る
キャベツ…2枚（100g）　▶細切り
長ねぎ…1/2本（50g）
　▶縦半分切って斜め薄切り
しいたけ…3枚　▶薄切り
だし汁…3カップ
酒…大さじ2
塩…小さじ1/2
こしょう…少々
しょうゆ…小さじ2
ごま油…小さじ1
白いりごま…小さじ1

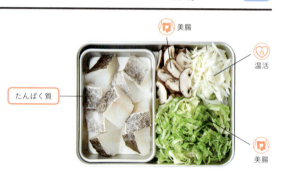

[作り方]

1 鍋でだし汁、酒を強火で温め、たら、キャベツ、ねぎ、しいたけを加えて蓋をし、煮立ったら中火で5分ほど煮る。

2 塩、こしょう、しょうゆで味をととのえる。

3 器に盛り、ごま油をたらし、白ごまをふる。

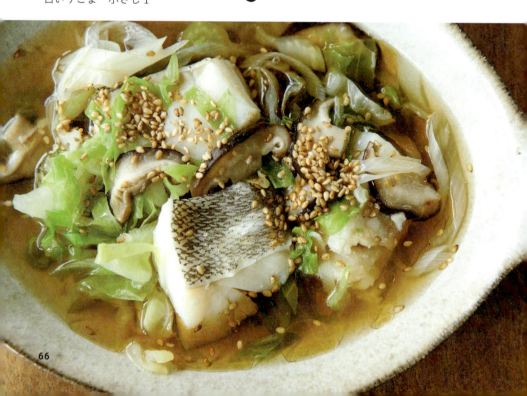

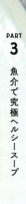

かにたま豆腐の とろみスープ

カロリー **226kcal**
たんぱく質 **19.8g**

かきたま×豆腐×とろみスープが
とろとろふんわり、体にしみます

[材料]（2人分）
かにかまぼこ…10本（100g） ▶ほぐす
卵…2個
絹ごし豆腐…2/3丁（200g）
白菜…小2枚（150g）
　▶4cm幅に切ってから、細切り
長ねぎ…1/3本（30g）
　▶縦に4つ割りに切ってから、4cm幅に切る
しめじ…1/2パック（50g） ▶ほぐす
A｜鶏がらスープ（顆粒）…小さじ1
　｜水…3カップ
塩…小さじ1/3
こしょう…少々
しょうゆ…小さじ2
B｜片栗粉、水…各大さじ1

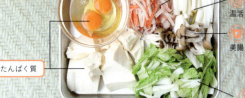

[作り方]

1 豆腐は食べやすい大きさに崩し、ペーパーにのせて水きりしておく。

2 鍋にAを強火で温め、かにかまぼこ、豆腐、白菜、ねぎ、しめじを入れて蓋をし、煮立ったら中火で5分ほど煮る。

3 塩、こしょう、しょうゆで味をととのえ、溶いた卵を回し入れる。Bを溶いた水溶き片栗粉を加えてとろみをつける。

鮭缶と春菊の豆乳塩麹スープ

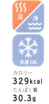

カロリー
329kcal
たんぱく質
30.3g

塩麹はうまみたっぷりなうえに
美に強力な発酵調味料。
豆乳と合わせてまろやかな仕上がりに。

[材料]（2人分）
鮭水煮缶…1缶（180g）▶缶汁ごと使う
えのきだけ…1袋（100g）▶半分に切ってほぐす
春菊…1/2束（80g）▶3cm幅のざく切り
無調整豆乳…2カップ
塩麹…大さじ4

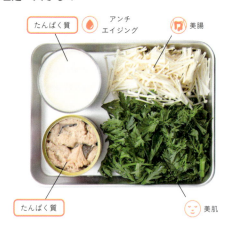

[作り方]

1 鍋に鮭水煮缶を汁ごと入れ、水（またはだし汁）1カップ、えのきを加えて中火で3分ほど煮る。温まったら豆乳を加えてさらに温める。

2 春菊を加えてさっと火を通したら、塩麹で味付けし、火をとめる。

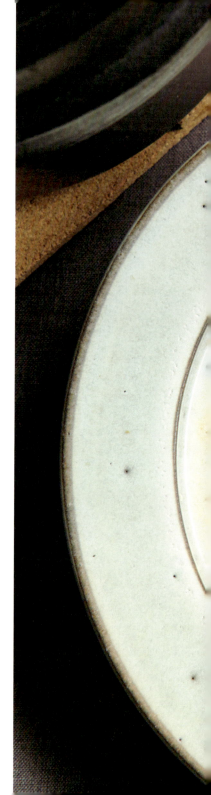

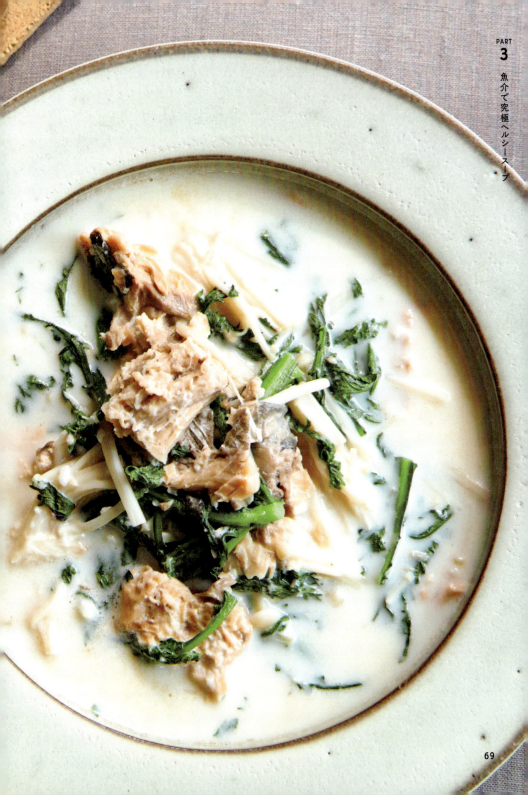

PART 3 魚介で究極ヘルシースープ

COLUMN

飽きがこない
トッピングバリエ

完成したスープに、好みでかけたり、添えたりするだけで、アレンジを加えることができます。味変は、飽きずに続けられる秘訣！

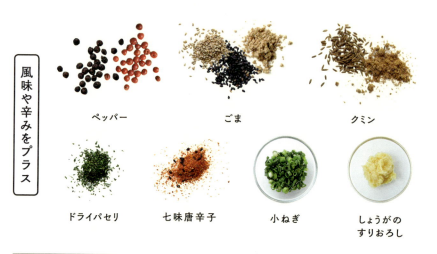

風味や辛みをプラス

ペッパー　　ごま　　クミン

ドライパセリ　　七味唐辛子　　小ねぎ　　しょうがのすりおろし

満足感をプラス

 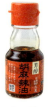 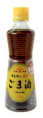 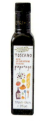

刻みのり　　粉チーズ　　ナッツ　　温泉卵

コクや辛みをプラス

ゆずこしょう　　ラー油　　ごま油　　オリーブ油

Part

4

豆腐・豆製品・卵の
キレイになるスープ

豆腐や大豆製品はたんぱく質の中でも植物性で良質。なかなか摂取しにくい植物性たんぱく質が効率的に摂れるうえ、満足度も大。また、卵は「完全栄養食」とも言われるほど栄養価が高い食材。どれも購入しやすく日々のスープにぴったりです。

豆腐ポタージュ
カタログ

スープといえば人気なのはポタージュ。でも、いつもの野菜のポタージュだと、通常たんぱく源は、生クリームだけなため、美やせスープには少しものたりない。そこで、本書では豆腐を使った高たんぱく、低脂肪の美やせポタージュをご紹介します。

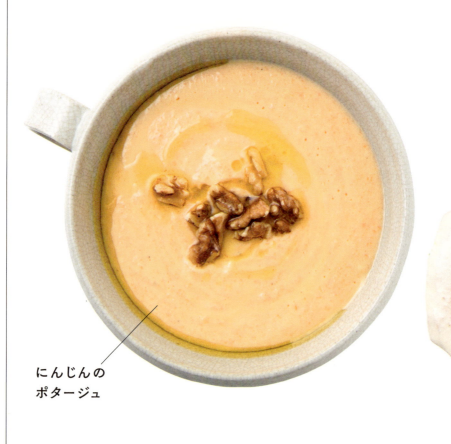

にんじんの
ポタージュ

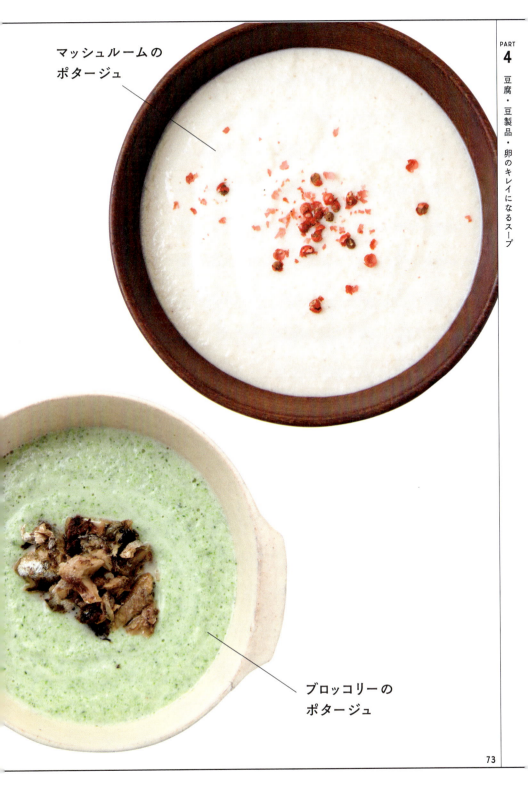

マッシュルームの
ポタージュ

ブロッコリーの
ポタージュ

PART 4 豆腐・豆製品・卵のキレイになるスープ

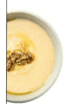

にんじんのポタージュ

カロリー
202kcal
たんぱく質
9.4g

ポタージュにすることで、
にんじんを丸みのある味わいに

[材料]（2人分）
にんじん…1本（150g）▶薄切り
玉ねぎ…1/4個 ▶薄切り
絹ごし豆腐…1丁（300g）
　▶水けを軽くきる
塩…小さじ2/3
こしょう…少々
オリーブ油…小さじ1
くるみ…20g

[作り方]

1 鍋ににんじん、玉ねぎ、水1カップを入れて蓋をし、中火で5分ほど蒸し煮にする。

2 豆腐と**1**を合わせてミキサーにかけてなめらかにする。

3 鍋で温め、塩、こしょうで味をととのえる。器に盛り、オリーブ油を回し入れ、砕いたくるみを散らす。

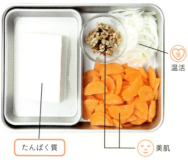

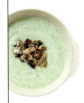

ブロッコリーのポタージュ

カロリー 203kcal
たんぱく質 15.8g

オイルサーディンの塩けが、
淡白なブロッコリーと豆腐にマッチ

[材料]（2人分）
ブロッコリー…小1株（150g）
　▶小房に分ける
玉ねぎ…1/4個　▶薄切り
絹ごし豆腐…1丁（300g）
　▶水けを軽くきる
塩…小さじ2/3
こしょう…少々
オイルサーディン…50g

[作り方]

1 鍋にブロッコリー、玉ねぎ、水1カップを入れて蓋をし、中火で5分ほど蒸し煮にする。

2 豆腐と**1**を合わせてミキサーにかけてなめらかにする。

3 鍋で温め、塩、こしょうで味をととのえる。器に盛り、汁けをきったオイルサーディンをほぐしてのせる。

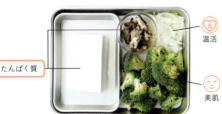

たんぱく質　温活　美肌

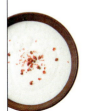

マッシュルームのポタージュ

カロリー 94kcal
たんぱく質 8.9g

マッシュルームの香りが際立つ、
クリーミースープ

[材料]（2人分）
マッシュルーム
　…1パック（100g）▶薄切り
エリンギ…1本　▶薄切り
玉ねぎ…1/4個　▶薄切り
絹ごし豆腐…1丁（300g）
　▶水けを軽くきる
塩…小さじ2/3

[作り方]

1 鍋にマッシュルーム、エリンギ、玉ねぎ、水1カップを入れて蓋をし、中火で5分ほど蒸し煮にする。

2 豆腐と**1**を合わせてミキサーにかけてなめらかにする。

3 鍋で温め、塩で味をととのえる。器に盛り、好みでピンクペッパーを散らす。

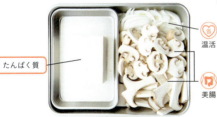

たんぱく質　温活　美腸

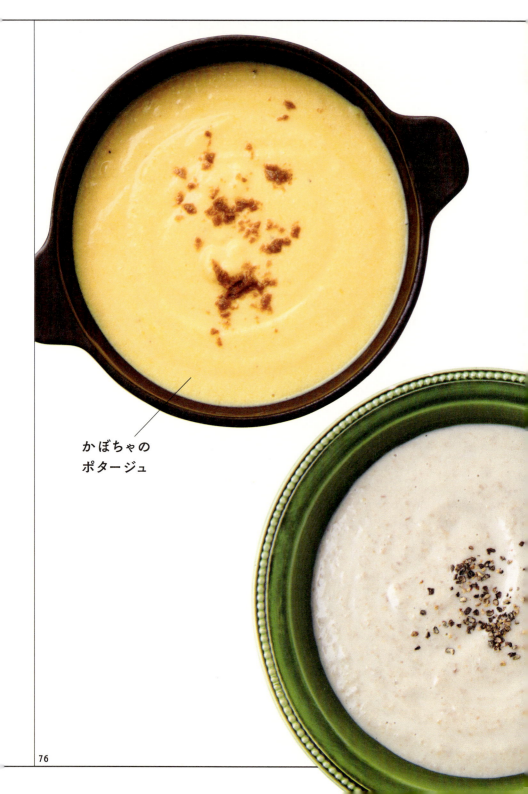

かぼちゃの
ポタージュ

PART
4

豆腐・豆製品・卵のキレイになるスープ

ビーツの
ポタージュ

レンズ豆の
ポタージュ

77

かぼちゃのポタージュ

カロリー **157kcal**
たんぱく質 **8.9g**

スパイシーなクミンが甘いかぼちゃにぴったり

[材料]（2人分）
かぼちゃ…皮と種をとり除いて150g
　▶薄切り
玉ねぎ…1/4個　▶薄切り
絹ごし豆腐…1丁（300g）
　▶水けを軽くきる
塩…小さじ2/3
こしょう…少々
クミンパウダー（またはカレー粉）
　…少々

[作り方]

1 鍋にかぼちゃ、玉ねぎ、水1カップを入れて蓋をし、中火で5分ほど蒸し煮にする。

2 豆腐と**1**を合わせてミキサーにかけてなめらかにする。

3 鍋で温め、塩、こしょうで味をととのえる。器に盛り、クミンをふる。

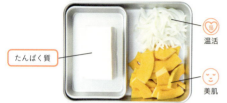
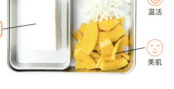

たんぱく質　温活　美肌

レンズ豆のポタージュ

カロリー **259kcal**
たんぱく質 **18.4g**

ポリッジのようなとろみがつくので、1品でお腹にたまるポタージュ

[材料]（2人分）
乾燥レンズ豆（皮むき）…80g　▶洗う
玉ねぎ…1/4個　▶薄切り
にんにく…1かけ　▶薄切り
アンチョビー…3枚　▶ちぎる
絹ごし豆腐…1丁（300g）
　▶水けを軽くきる
塩…小さじ1/2
こしょう…少々

[作り方]

1 鍋にレンズ豆、玉ねぎ、にんにく、アンチョビー、水1と1/2カップを入れて蓋をし、中火で10分ほど煮る。

2 豆腐と**1**を合わせてミキサーにかけてなめらかにする。

3 鍋で温め、塩で味をととのえる。器に盛り、こしょうをふる。

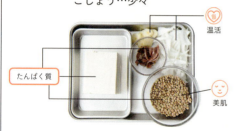

たんぱく質　温活　美肌

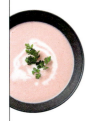

ビーツのポタージュ

カロリー **111kcal**
たんぱく質 **8.3g**

ビーツの甘みが生きたスープ。
色鮮やかで美容にも◎

[材料]（2人分）
ビーツ水煮缶（またはパウチ）
　…100g
▶大きければ薄切りにする
玉ねぎ…1/4個 ▶薄切り
絹ごし豆腐…1丁（300g）
▶水けを軽くきる
塩…小さじ2/3
こしょう…少々
牛乳…小さじ1

[作り方]

1 鍋にビーツ、玉ねぎ、水1カップを入れて蓋をし、中火で5分ほど蒸し煮にする。

2 豆腐と**1**を合わせてミキサーにかけてなめらかにする。

3 鍋で温め、塩、こしょうで味をととのえる。器に盛り、牛乳を回し入れ、好みでチャービルを飾る。

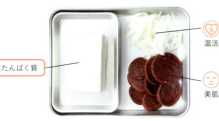

PART **4** 豆腐・豆製品・卵のキレイになるスープ

MINI COLUMN

たんぱく質のおかずを合わせるとさらにgood

豆腐を使ったポタージュですが、さらにたんぱく質のおかずを組み合わせると、たんぱく質量は完璧にチャージできます。手間のかからないゆで卵やサラダチキンなどでもOK。

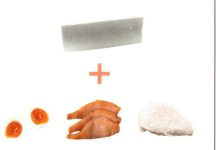

豆腐と明太子の とろとろスープ

カロリー **187kcal**
たんぱく質 **23.5g**

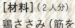

たらこのぷつぷつととろーりスープが
おいしい、あたたまるスープ

[材料]（2人分）
鶏ささみ（筋をとる）…2本
▶ひと口大のそぎ切り
絹ごし豆腐…1丁（300g）
ブロッコリー…小1株（150g）
▶小房に分ける
明太子…1本（40g）
▶薄皮からとり出してほぐす
片栗粉…小さじ2
A｜鶏がらスープ（顆粒）…小さじ1
　｜水…3カップ
塩…小さじ1/4
しょうゆ…小さじ1

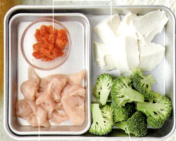

[作り方]

1 ささみは片栗粉をまぶす。豆腐は食べやすい大きさに崩し、ペーパーにのせて水きりしておく。

2 鍋にAを入れて強火で温め、煮立ったらブロッコリー、1を加える。3分ほど煮たら、明太子を加え、塩、しょうゆで味をととのえる。

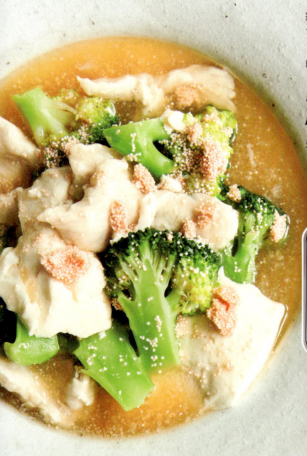

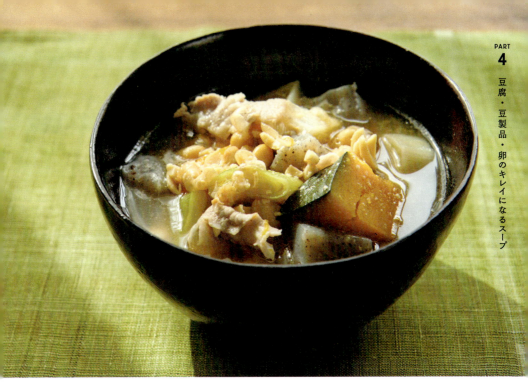

呉汁

カロリー **307kcal**
たんぱく質 **26.2g**

大豆をすりつぶして入れたみそベースの
郷土料理「呉汁」は、栄養満点!

[材料]（2人分）
豚こま切れ肉…150g
大豆水煮（缶またはパウチ）
　…100g ▶缶汁をきる
こんにゃく…100g
　▶ひと口大にちぎる
かぼちゃ…100g
　▶ひと口大に切る
長ねぎ…1/2本（50g）
　▶1.5cm幅に切る
だし汁…3カップ
みそ…大さじ2

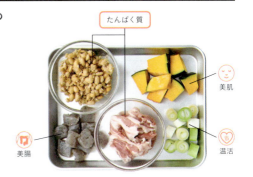

[作り方]

1 大豆はビニール袋などに入れて、すりこ木などでつぶす。こんにゃくは2分ほどゆでてあく抜きする。

2 鍋に豚肉を入れて強火で炒め、色が変わったらだし汁、1、かぼちゃ、ねぎを加えて蓋をし、煮立ったら中火で7分ほど煮る。

3 みそを溶き入れる。

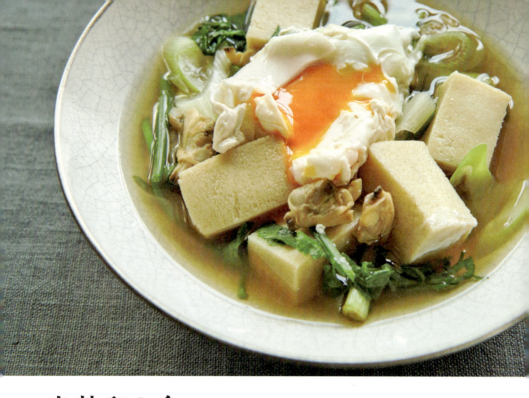

半熟卵と食べる、高野豆腐とあさりのスープ

カロリー 228kcal
たんぱく質 21.6g

あさりだしのしみしみ高野豆腐を
とろーり卵と食べる、満足汁

[材料]（2人分）
高野豆腐…2個
あさり水煮缶…1缶
　▶缶汁ごと使う
卵…2個
せり…1/2束（50g）
　▶ざく切り
長ねぎ…1/2本（50g）
　▶斜め薄切り
だし汁…3カップ
しょうゆ、みりん
　…各大さじ1
塩…少々

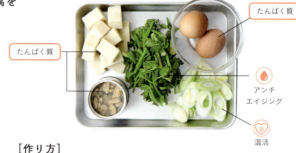

[作り方]

1 高野豆腐は水に浸して戻し、よく洗ってから水けを絞り、1個を8等分に切る。

2 鍋にだし汁を温め、1、せり、ねぎ、あさり水煮缶を汁ごと、しょうゆ、みりん、塩を入れて強火にかけ、蓋をする。煮立ったら中火で3分ほど煮る。

3 卵を割り入れ、半熟になるまで火を通す。

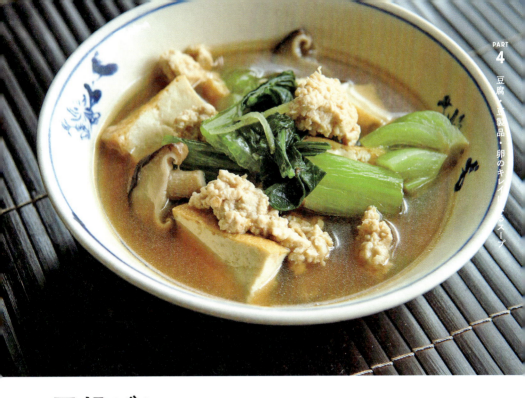

厚揚げと
チンゲンサイのスープ

カロリー **237kcal** たんぱく質 **26g**

鶏のだしが溶けだした、中華スープ。
かみごたえのある厚揚げで満足度アップ

[材料]（2人分）
鶏ひき肉（むね）…120g
厚揚げ…1枚（200g）
　▶横半分に切って1cm厚さに切る
チンゲンサイ…小2株（150g）
　▶ざく切り。根元はくし形に切る
しいたけ…3枚　▶薄切り
しょうが…1かけ　▶細切り
A｜オイスターソース、しょうゆ
　｜…各小さじ2
塩、こしょう…各少々

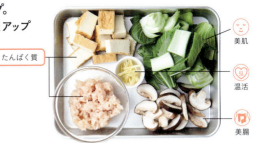

[作り方]

1 鍋に鶏ひき肉を入れて強火で炒める。色が変わってきたら厚揚げ、チンゲンサイ、しいたけ、しょうがを加えてさっと炒め合わせる。水3カップを加えて蓋をする。煮立ったら中火で5分ほど煮る。

2 A、塩、こしょうで味をととのえる。

納豆とひき肉の春雨スープ

カロリー 252kcal
たんぱく質 25.3g

納豆をスープにすると、やわらかく煮たうまみの強い大豆スープに！

[材料]（2人分）
豚赤身ひき肉…150g
納豆…2パック
長ねぎ…1/3本（30g）▶みじん切り
小松菜…1/2束（150g）▶ざく切り
春雨（水戻し不要タイプ）…20g
ごま油…小さじ2
豆板醤…小さじ1/2
A ┃ 鶏がらスープ（顆粒）…小さじ1
　┃ 水…3カップ
しょうゆ…大さじ1/2
塩、こしょう…各少々

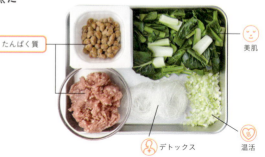

美肌 / デトックス / 温活

Point 春雨は水戻し不要タイプがスピーディーで便利。ふつうの春雨の場合は、一度水で戻すか、下ゆでしてから加えて。

[作り方]
1. 鍋にごま油を強火で熱し、ねぎ、ひき肉、納豆、豆板醤を入れて炒める。しっかりと炒め合わせたらA、小松菜、春雨を加えて蓋をし、煮立ったら中火で2分ほど煮る。
2. しょうゆ、塩、こしょうで味をととのえる。

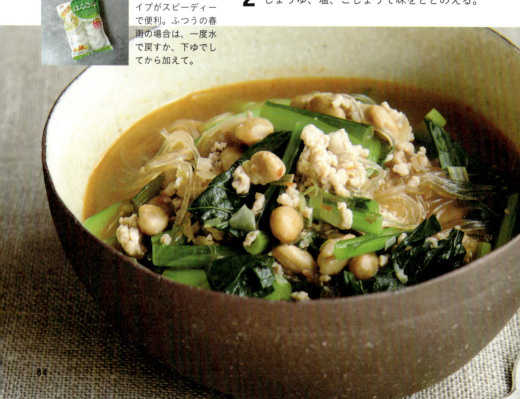

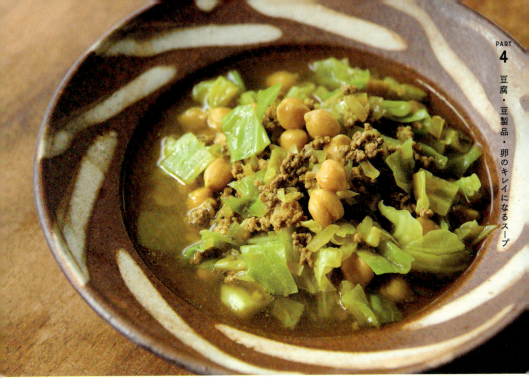

ひき肉とひよこ豆の
ターメリックスープ

カロリー 218kcal
たんぱく質 22.3g

キーマカレー風のスープカレー。
これならごはんがなくても満足できます

[材料]（2人分）
ひき肉（牛または豚の赤身）…150g
ひよこ豆水煮缶…1缶（100g）
　▶缶汁をきる
キャベツ…2枚（100g）
　▶1.5cmの角切り
玉ねぎ…1/4個 ▶みじん切り
にんにく…1かけ ▶みじん切り
オリーブ油…小さじ1
ローリエ…1枚
コンソメ（顆粒）ターメリック
　…各小さじ1
塩…小さじ1/2
こしょう…少々
※ターメリックがない場合はカレー粉でも

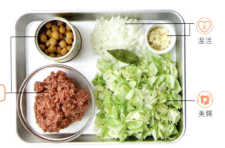

[作り方]

1 鍋にオリーブ油を強火で熱し、玉ねぎ、にんにく、ひき肉を炒める。肉の色が変わったら、キャベツ、ひよこ豆、ローリエ、コンソメ、ターメリック、水3カップを加えて蓋をし、煮立ったら中火で5分ほど煮る。

2 塩、こしょうで味をととのえる。

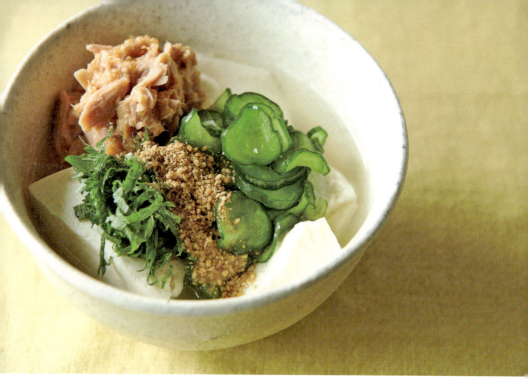

ツナ冷や汁

カロリー **186kcal**
たんぱく質 **22g**

干物で作る冷や汁を、ツナ缶で手軽に。
暑い日や食欲のない日もいける一品

[材料]（2人分）
絹ごし豆腐…1丁（300g）
　▶食べやすい大きさに崩す
ノンオイルツナ缶…2缶（160g）
　▶汁けを軽くきる
みそ…大さじ2
青じそ…4枚　▶細切り
きゅうりの漬け物…50g
　▶薄切り
白すりごま…小さじ1
冷たいだし汁…2カップ

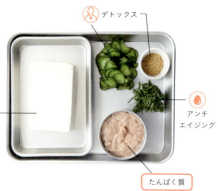

[作り方]

1 豆腐は、ペーパーにのせて水きりしておく。

2 ツナにみそを加えて混ぜ合わせる。

3 器に1を軽く崩して盛り、2、青じそ、きゅうりの漬け物、ごまをのせ、だし汁を注ぐ。

ツナとピータンの台湾風豆乳スープ

カロリー
214kcal
たんぱく質
21.1g

台湾の代表的な朝ごはんシェントウジャン。
体にしみる、美味スープを本格的に再現

[材料]（2人分）
無調整豆乳…2カップ
ノンオイルツナ缶…1缶（80g）
▶ 汁けを軽くきる
ピータン…2個
▶ 殻をむいて2cm角に切る
酢…小さじ4
塩…小さじ1/3
乾燥桜えび…10g
味付けザーサイ…30g
小ねぎ…適量 ▶ 小口切り

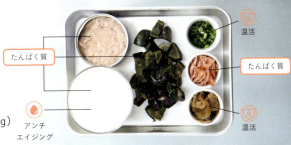

[作り方]

1 鍋に豆乳を入れて中火で熱し、鍋の縁がふつふつするまで温めたら、火をとめて酢を加えて混ぜる。豆乳がほろほろと固まってきたら塩を加える。

2 1を器に盛り、ピータン、ツナ、桜えび、ザーサイ、小ねぎをのせる。

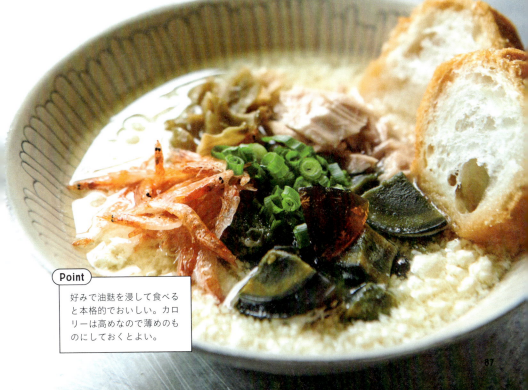

Point
好みで油麩を浸して食べると本格的でおいしい。カロリーは高めなので薄めのものにしておくとよい。

COLUMN

便利で挫折知らずな美やせスープの冷凍のススメ

美やせスープは冷凍しておくと、便利！「時間がないからコンビニごはんで！」「材料もないし作るのが大変」など、ダイエット挫折の原因を解決してくれます。

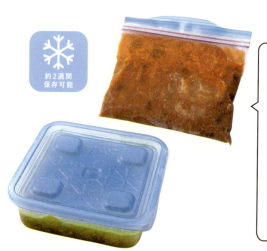

1食ずつ冷凍する

凍ってしまうと1食分はとり分けられないので、あらかじめ1食分を小分けにして冷凍しましょう。
スープが冷めたら冷凍・レンジ可能な保存容器または保存袋に入れ、冷凍庫へ。

約2週間保存可能

解凍方法1 自然解凍し、電子レンジか小鍋で温め直す。

解凍方法2 冷蔵庫で1晩おいて解凍し、電子レンジか小鍋で温め直す。

解凍方法3 電子レンジで解凍する。急いでいるときに便利ですが、必ず保存袋の口を少し開け、受け皿などに入れて加熱してください。保存容器の場合は蓋がレンジNGの場合はラップをして。加熱時間は様子を見ながら600Wで5分を目安に。

Part

5

数日ラクできる！
作りおき
＋
アレンジスープ

少し時間をかけてコトコト煮込む、たっぷりの作り
おきスープ。一度作れば数日間ラクできてダイエット
が続けやすい魔法のスープです。牛すじや骨つき
肉、塊肉はとにかくだしが極上。時間をかけると
いっても放っておくだけです。豊富な味変レシピで
毎日続けて。

作りおき

鶏もも
骨つき肉スープ

鶏だしは濃く、しみるおいしさですが、
骨つきはさらに格別。ほろりとするまで
煮込んで最高のだしをとって。

Arrange

レンズ豆＋セロリの
チキンスープ

全粒粉ペンネ
＋ミニトマトの
鶏だしスープ

もち麦＋卵の
鶏飯風
スープ

PART 5　数日ラクできる！　作りおき＋アレンジスープ

鶏もも骨つき肉スープ

全量 カロリー 546kcal / たんぱく質 41.4g

[材料]（作りやすい分量）
鶏もも骨つき肉
　…大きめ2本（1本約300g）
▶皮をとり除く
長ねぎの青い部分…1本分
しょうが…1かけ ▶薄切り
塩…小さじ1
こしょう…少々

[作り方]

1 鍋に鶏肉、しょうが、ねぎの青い部分を入れて水1.2ℓを加える。蓋をして強火にかけ、煮立ったら弱火で1時間ほど煮込む。

2 塩、こしょうで味をととのえる。

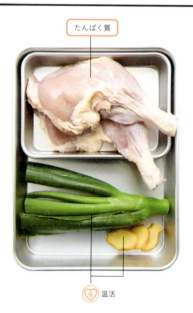

たんぱく質

温活

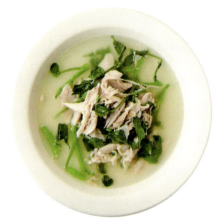

[シンプルに食べるときは]

食べたいぶんをとり分け、クレソンなど（1人分約20g）をちぎって加え、温めて。鍋でもレンジ加熱でもOK。

Arrange

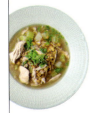

レンズ豆 + セロリの チキンスープ

カロリー 271kcal
たんぱく質 19.1g

[材料]（2人分）
鶏もも骨つき肉スープ
　…3カップ/鶏肉1本
　▶肉はほぐして骨はとり除く
乾燥レンズ豆（皮むき）（たんぱく質）
　…70g ▶さっと洗う
セロリ…1本（100g）
　▶茎は1cm角に切る。葉は飾り用に刻む

[作り方]
1 鍋に鶏肉、レンズ豆、セロリの茎、スープを入れ、蓋をして強火にかける。煮立ったら弱火で10分ほど煮る。
2 器に盛り、セロリの葉を散らす。

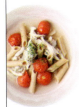

全粒粉ペンネ + ミニトマトの 鶏だしスープ

カロリー 209kcal
たんぱく質 15g

[材料]（2人分）
鶏もも骨つき肉スープ
　…3カップ/鶏肉1本
　▶肉はほぐして骨はとり除く
全粒粉ペンネ…60g
ミニトマト…10個
　▶ヘタをとる

[作り方]
1 鍋にペンネと水1カップを入れ、強火にかける。煮立ったらざっと混ぜ、蓋をして弱火で8分ほどゆでる。
2 スープ、鶏肉、ミニトマトを加え、さらに3分ほど煮る。器に盛り、好みでドライパセリを散らす。

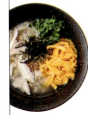

もち麦 + 卵の 鶏飯風スープ

カロリー 427kcal
たんぱく質 23.4g

[材料]（2人分）
鶏もも骨つき肉スープ
　…3カップ/鶏肉1本
　▶肉はほぐして骨はとり除く
卵…2個（たんぱく質）▶割りほぐす
蒸しもち麦…140g
かいわれ大根…1/2パック（20g）
　▶根を切り落とす
塩…少々
サラダ油…適量
白ごま…小さじ1/2
刻みのり…適量

[作り方]
1 卵は塩を加えて混ぜ、サラダ油を薄くのばして熱したフライパンで薄焼きにする。粗熱がとれたら細切りにする。
2 鍋に鶏肉、スープ、蒸しもち麦を入れて温める。
3 器に2を盛り、1、かいわれ大根、白ごま、刻みのりをのせる。

PART 5 数日ラクできる！作りおき+アレンジスープ

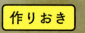

塩豚スープ

作りおきの定番塩豚を、スープごと
堪能できちゃうレシピをご紹介します。
肉も食べごたえがあって、
おかず感覚のスープに。

Arrange

キャベツ＋にんじんの
ポトフ風

もち麦＋豚肉＋ねぎの
腸活スープ

梅＋豚の
しょうゆだしスープ

PART 5 数日ラクできる！作りおき＋アレンジスープ

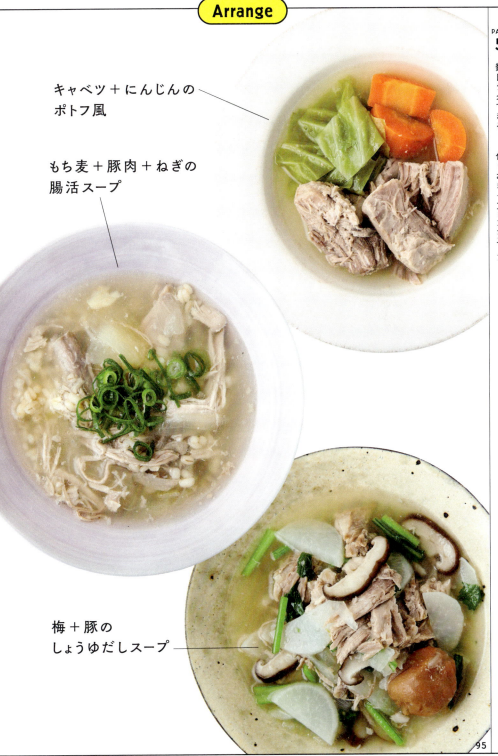

塩豚スープ

[材料]（作りやすい分量）
豚肩ロースブロック肉
　…500g
塩…大さじ1
玉ねぎ…1/2個
　▶くし形切り
にんにく…2かけ
　▶つぶす

[作り方]

1 豚肉は塩をまぶしてバットに入れ、ラップをして冷蔵庫で一晩おく。

2 鍋に1、玉ねぎ、にんにく、水1.2ℓを入れて蓋をして強火にかける。煮立ったら弱めの中火で2時間ほど煮る。

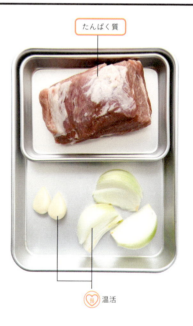

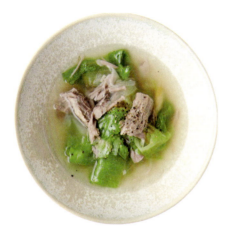

[シンプルに食べるときは]

食べたいぶんをとり分け、レタスなど（1人分約50g）をちぎって加え、温めてこしょうをふる。鍋でもレンジ加熱でもOK。

Arrange

PART 5 数日ラクできる！作りおき＋アレンジスープ

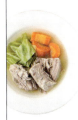

キャベツ＋にんじんのポトフ風

カロリー 361kcal
たんぱく質 25.3g

[材料]（2人分）
塩豚スープ…作りおきの1/2量
▶豚肉は大きめにほぐす
キャベツ…2枚（100g）
▶大きめのざく切り
にんじん…1/2本（75g）
▶2cm厚さの半月切り
こしょう…少々

[作り方]
1 鍋に塩豚スープ、キャベツ、にんじん、こしょうを入れて蓋をして強火にかける。煮立ったら弱火で10分ほど煮る。

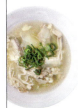

もち麦＋豚肉＋ねぎの腸活スープ

カロリー 537kcal
たんぱく質 30g

[材料]（2人分）
塩豚スープ…作りおきの1/2量
▶豚肉は食べやすくほぐす
蒸しもち麦…140g
九条ねぎ小口切り…20g

[作り方]
1 鍋に塩豚スープを入れて温め、もち麦、九条ねぎを加えて少し煮る。

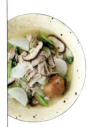

梅＋豚のしょうゆだしスープ

カロリー 372kcal
たんぱく質 25.9g

[材料]（2人分）
塩豚スープ…作りおきの1/2量
▶豚肉はほぐす
かぶ…2個
▶5mm厚さの半月に切り、葉（40g）はざく切り
しいたけ…2枚 ▶薄切り
梅干し…2個

[作り方]
1 鍋に塩豚スープ、かぶ、しいたけ、梅干しを加えて蓋をして強火で温め、煮立ったら弱火で3分ほど煮る。

作りおき

肉団子スープ

肉団子は大人も子どもも大好き!
スープで満たされるうえ、
食べごたえのある肉団子がごろごろ。

Arrange

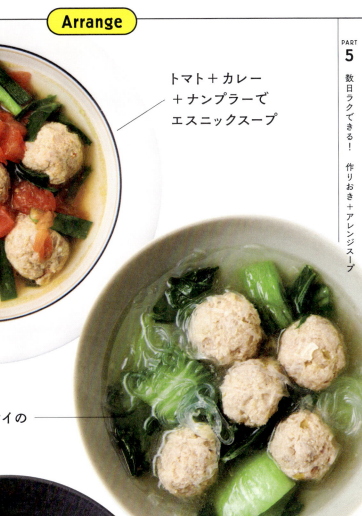

トマト＋カレー
＋ナンプラーで
エスニックスープ

春雨＋チンゲンサイの
中華スープ

さつまいも＋キムチで
ちょい辛満足スープ

PART 5 数日ラクできる！作りおき＋アレンジスープ

肉団子スープ

カロリー 715kcal
たんぱく質 97.3g

[材料]（作りやすい分量・約20個）
豚ひき肉（赤身）…400g
長ねぎ…1本 ▶みじん切り
しょうが、にんにく…各1かけ
　▶みじん切り
A ┃ 卵…1個
　┃ 片栗粉…大さじ2
　┃ 塩…小さじ1
　┃ こしょう…少々
　┃ 鶏がらスープのもと…小さじ1
塩、こしょう…各適量

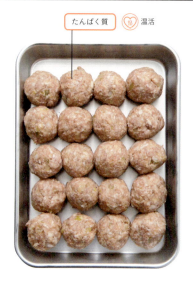

たんぱく質　温活

[作り方]

1. ボウルにひき肉、ねぎ、しょうが、にんにく、**A**を入れてねり合わせ、ひと口大に丸める（丸める際に手にごま油少々を塗ると、扱いやすい。約20個くらいできる）。

2. 鍋に湯1.2ℓを沸かし**1**を入れる。再び沸騰したら中火にして5分ほどゆで、味をみて塩、こしょうで味付けする。

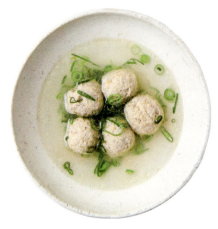

[シンプルに食べるときは]

食べたいぶんをとり分け、九条ねぎの小口切り（20g）を加えて温めて。鍋でもレンジ加熱でもOK。

Arrange

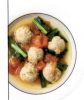

トマト＋カレー＋ナンプラーで エスニックスープ

カロリー **202kcal**
たんぱく質 **25.6g**

[材料]（2人分）
肉団子スープ
　…3カップ/肉団子10個
ニラ…1/2束（50g）▶3cm幅のざく切り
トマト…1個 ▶2cm角程度に切る
カレー粉…小さじ1/2
ナンプラー…小さじ1

[作り方]
1　鍋で肉団子スープを温め、煮立ったらニラ、トマトを加え、カレー粉、ナンプラーで味をととのえる。

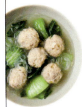

春雨＋チンゲンサイの 中華スープ

カロリー **195kcal**
たんぱく質 **24.7g**

[材料]（2人分）
肉団子スープ
　…3カップ/肉団子10個
チンゲンサイ…1株（100g）
　▶根元を4つ割りにし3cm幅のざく切り
春雨（そのまま使えるタイプ）
　…20g

[作り方]
1　鍋で肉団子スープを温め、煮立ったらチンゲンサイ、春雨を加えて中火で3分ほど煮る。ふつうの春雨の場合、一度下ゆでしてから入れる。

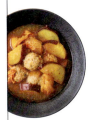

さつまいも＋キムチで ちょい辛満足スープ

カロリー **334kcal**
たんぱく質 **27g**

[材料]（2人分）
肉団子スープ
　…3カップ/肉団子10個
さつまいも…小1本（200g）
　▶1cm厚さの半月切り
キムチ…100g

[作り方]
1　鍋に肉団子スープ、さつまいもを入れて温める。煮立ったらキムチを加えて蓋をし、弱火で10分ほど煮る。

PART 5 数日ラクできる！作りおき＋アレンジスープ

101

作りおき

牛すじスープ

時間のあるときは、コトコトと時間を
かけて牛すじをとろりとやわらかく煮て。
黄金に光る最高のスープがとれます

Arrange

豆もやし＋こんにゃくの
牛すじしょうゆスープ

トマト＋セロリで
コラーゲンデトックス
スープ

大根＋シナモン
＋しょうがで
ぽかぽかスープ

PART 5 数日ラクできる！作りおき＋アレンジスープ

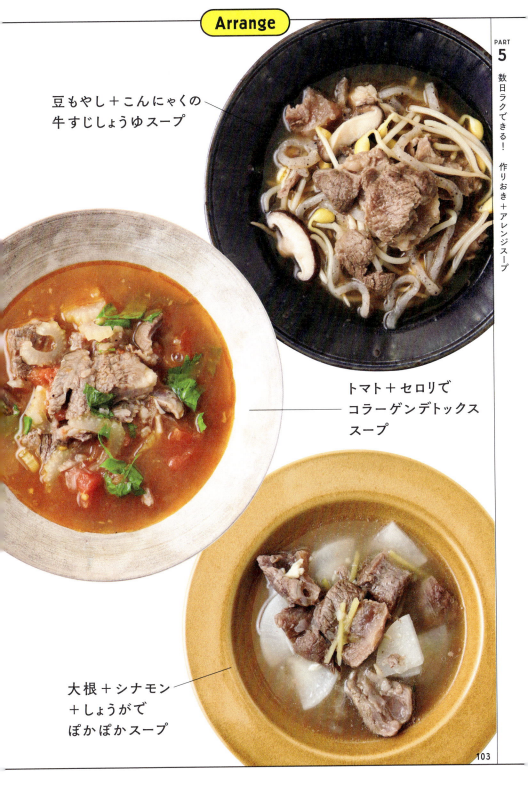

作りおき

牛すじスープ

カロリー 全量 799kcal
たんぱく質 142.3g

[材料]（作りやすい分量）
牛すじ肉…500g ▶ ひと口大に切る
玉ねぎ…1/2個 ▶ くし形切り
にんにく…2かけ ▶ つぶす
塩…小さじ1

[作り方]

1 鍋に牛すじ、かぶるくらいの水を入れて強火にかける。沸騰したらザルにあげて、牛すじをさっと洗い、鍋に戻し入れる。

2 1に水1.2ℓ、玉ねぎ、にんにくを入れて蓋をして強火にかける。煮立ったら弱火で様子を見ながら、3時間ほど煮る。水分が減っていれば足し、塩で味付けする。

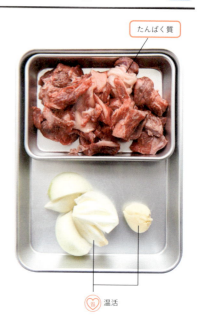

たんぱく質

温活

Point

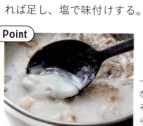

一晩冷やしておくと、余分な脂が浮いて表面に固まる。それをとり除くことで、さらにカロリーを抑えることができる。

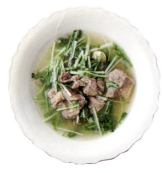

[シンプルに食べるときは]

食べたいぶんをとり分け、ざく切りにした水菜（1人分約30g）を加えて温めて。鍋でもレンジ加熱でもOK。

Arrange

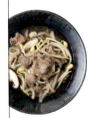

豆もやし＋こんにゃくの牛すじしょうゆスープ

カロリー 313kcal
たんぱく質 39.5g

[材料]（2人分）
牛すじスープ…作りおきの1/2量
豆もやし…1/2袋（100g）
▶できればひげ根をとり除く
しいたけ…2枚 ▶薄切り
つきこんにゃく…100g
▶ざく切り
しょうゆ…小さじ2

[作り方]
1 鍋に牛すじスープを温め、煮立ったらしいたけ、こんにゃく、しょうゆを加えて中火で3分ほど煮る。
2 もやしを加えて1分ほど煮る。

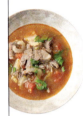

トマト＋セロリでコラーゲンデトックススープ

カロリー 263kcal
たんぱく質 37.1g

[材料]（2人分）
牛すじスープ…作りおきの1/2量
セロリ…1本（100g）
▶茎は薄切り、葉は1cm幅に切る
トマト…1個 ▶2cm角程度に切る
オリーブ油…小さじ1
トマトケチャップ…大さじ2
こしょう…少々

[作り方]
1 鍋にオリーブ油を熱し、セロリの茎をしんなりするまで炒めたら、トマト、牛すじスープ、トマトケチャップ、こしょうを加え、煮立ったら中火で5分ほど煮る。
2 セロリの葉を加えて火をとめる。

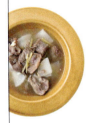

大根＋シナモン＋しょうがでぽかぽかスープ

カロリー 217kcal
たんぱく質 36.1g

[材料]（2人分）
牛すじスープ…作りおきの1/2量
大根…6cm（150g）
▶5mm厚さのいちょう切り
しょうが…1かけ ▶細切り
シナモンパウダー…5ふり
ナンプラー…小さじ1

[作り方]
1 鍋に牛すじスープ、大根、しょうが、シナモンパウダーを入れて蓋をして強火にかけ、煮立ったら弱火で10分ほど煮る。
2 ナンプラーで味をととのえる。

COLUMN

簡単プロテインスムージー

効率的にたんぱく質をチャージできるプロテイン。でも、飲みにくい、とり入れ方が難しい、という声も。飲みやすく、朝食、間食にもぴったりのスムージーをご紹介します。

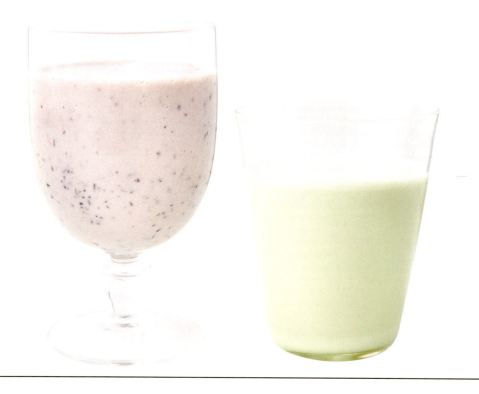

甘酒フルーツプロテイン

青汁ヨーグルトプロテイン

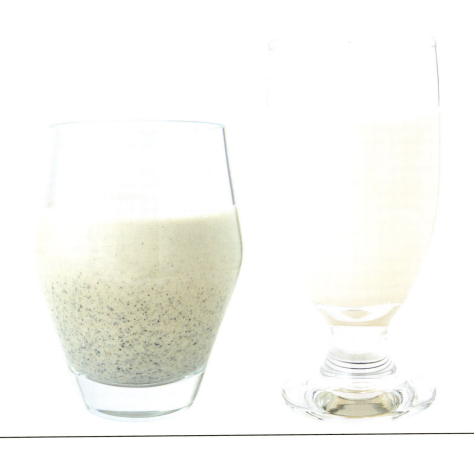

黒ごま豆乳
プロテイン

バニラ
プロテインミルク

COLUMN

甘酒フルーツ
プロテイン

カロリー
279kcal
たんぱく質
24g

甘酒＋プロテインで体が喜ぶ
ヘルシードリンク

[材料]（1人分）
プロテインパウダー…大さじ4
甘酒…1カップ
いちごやブルーベリーなど
　お好みのフルーツ…50g

[作り方]
1 すべての材料をミキサーで混ぜ合わせる。

青汁ヨーグルト
プロテイン

カロリー
216kcal
たんぱく質
23.6g

驚くほど青汁の臭みがなく、
やさしい味わい

[材料]（1人分）
プロテインパウダー…大さじ4
青汁パウダー…3〜4g
プレーンヨーグルト…100g
はちみつ…大さじ1
水…1/2カップ

[作り方]
1 すべての材料をミキサー（またはシェーカー）で混ぜ合わせる。

黒ごま豆乳プロテイン

カロリー
333kcal
たんぱく質
32.8g

きなこと黒ごまの相性が抜群の
おいしいドリンクは朝にぴったり

[材料]（1人分）
プロテインパウダー…大さじ4
調整豆乳…1カップ
黒すりごま、きなこ…各大さじ1

[作り方]
1 すべての材料をミキサー（またはシェーカー）で混ぜ合わせる。

バニラプロテインミルク

カロリー
212kcal
たんぱく質
28g

バニラエッセンスの香りで、
シェイクのように飲める

[材料]（1人分）
プロテインパウダー…大さじ4
バニラエッセンス…少々
低脂肪牛乳…1カップ
きび糖（またはメープルシロップ）
　…大さじ1/2

[作り方]
1 すべての材料をミキサー（またはシェーカー）で混ぜ合わせる。

プロテインを気軽にチャージ

レシピのプロテインはホエイプロテイン（プレーンタイプ）を使用しました。基本的に甘味などはなく、スキムミルクのようなイメージ（スキムミルクで代用してもOK）。

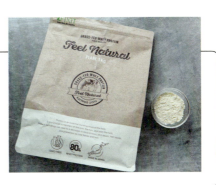

食材別INDEX

【肉・肉加工品】

●牛肉
ボルシチ——28
牛しゃぶとひらひら大根のスープ——43
ユッケジャン風——44
牛すじスープ——102
豆もやし+こんにゃくの牛すじしょうゆスープ——103
トマト+セロリでコラーゲンデトックススープ——103
大根+シナモン+しょうがでぽかぽかスープ——103

●鶏肉
ミネストローネ——18
かぶとチキンのジンジャーミルクスープ——34
鶏むねとまいたけのおろしスープ——36
チキンのココナッツカレー——37
ささみと豆苗の中華風スープ——38
しらたきヌードルで鶏のフォー——39
鶏レバーとトマトのカレースープ——46
レバニラ塩麹スープ——47
豆腐と明太子のとろとろスープ——80
鶏もも骨つき肉スープ——90
レンズ豆+セロリのチキンスープ——91
全粒粉ペンネ+ミニトマトの鶏だしスープ——91
もち麦+卵の鶏飯風スープ——91

●豚肉
豚汁——24
豚とレタスとわかめのしゃぶしゃぶスープ——40
豚ヒレときのこの豆乳みそスープ——42
呉汁——81
塩豚スープ——94
キャベツ+にんじんのポトフ風——95
もち麦+豚肉+ねぎの腸活スープ——95
梅+豚のしょうゆだしスープ——95

●ひき肉
クラムチャウダー——20
サンラータン——26
ひき肉とキドニービーンズのスープギリシャヨーグルトのせ——49
ふんわり鶏団子スープ——50
豆乳担々スープ——52
厚揚げとチンゲンサイのスープ——83
納豆とひき肉の春雨スープ——84
ひき肉とひよこ豆のターメリックスープ——85
肉団子スープ——98
トマト+カレー+ナンプラーでエスニックスープ——99
春雨+チンゲンサイの中華スープ——99
さつまいも+キムチでちょい辛満足スープ——99

●ラム肉
ラムのトマトスープ——48

【魚介・魚介加工品】

●いか
いかとセロリのスープ——63

●えび
トムヤムクン——27
えびとブロッコリーのサフランスープ——64

●かつお
かつおのサルサソースかけスープ——61

●鮭・サーモン・鮭とば
サーモンのミルクターメリックスープ——56
うまみたっぷり鮭とば根菜粕汁——58

●シーフードミックス
ブイヤベース——30

●たこ
ガスパチョ——23

●たら
ブイヤベース——30
たらとキャベツのだしスープ——66

●明太子
豆腐と明太子のとろとろスープ——80

●まぐろ
まぐろと水菜のスープ——60

●わかめ
豚とレタスとわかめのしゃぶしゃぶスープ——40

●魚介加工品
クラムチャウダー——20
スンドゥブ——25
サンラータン——26
ブイヤベース——30
さば缶チゲスープ——62
かにたま塩スープ——67
鮭缶と春菊の豆乳塩麹スープ——68
レンズ豆のポタージュ——76
半熟卵と食べる、高野豆腐とあさりのスープ——82
ツナ冷や汁——86
ツナとピータンの台湾風豆乳スープ——87

【豆腐・豆・大豆製品】

●厚揚げ
豚汁——24
厚揚げとチンゲンサイのスープ——83

●おからパウダー
ビシソワーズ——22

●キドニービーンズ
ひき肉とキドニービーンズのスープギリシャヨーグルトのせ——49

●高野豆腐
半熟卵と食べる、高野豆腐とあさりのスープ——82

●大豆
呉汁——81

●豆乳
クラムチャウダー——20
豚ヒレときのこの豆乳みそスープ——42
豆乳担々スープ——52
鮭缶と春菊の豆乳塩麹スープ——68
ツナとピータンの台湾風豆乳スープ——87

●豆腐
ビシソワーズ——22
スンドゥブ——25
サンラータン——26
うまみたっぷり鮭とば根菜粕汁——58
かにたま豆腐のとろみスープ——67
にんじんのポタージュ——72
ブロッコリーのポタージュ——72
マッシュルームのポタージュ——73
かぼちゃのポタージュ——76
レンズ豆のポタージュ——76
ビーツのポタージュ——77
豆腐と明太子のとろとろスープ——80
ツナ冷や汁——86

●納豆
納豆とひき肉の春雨スープ——84

●ひよこ豆
ひき肉とひよこ豆のターメリックスープ——85

●レンズ豆
レンズ豆のポタージュ——76
レンズ豆+セロリのチキンスープ——91

【卵・ピータン】
スンドゥブ——25
サンラータン——26
ユッケジャン風——44
かにたま豆腐のとろみスープ——67
半熟卵と食べる、高野豆腐とあさりのスープ——82
ツナとピータンの台湾風豆乳スープ——87
もち麦+卵の鶏飯風スープ——91

【野菜・きのこ】

●エリンギ
豚ヒレときのこの豆乳みそスープ——42

●かぶ
かぶとチキンのジンジャーミルクスープ——34
梅+豚のしょうゆだしスープ——95

●かぼちゃ

かぼちゃのポタージュ──76
呉汁──81
●カリフラワー
サーモンのミルクターメリックスープ──56
●キャベツ
ボルシチ──28
たらとキャベツのだしスープ──66
ひき肉とひよこ豆のターメリックスープ──85
キャベツ+にんじんのポトフ風──95
●クレソン
鶏レバーとトマトのカレースープ──46
●ごぼう
豚汁──24
うまみたっぷり鮭とば根菜粕汁──58
●さつまいも
さつまいも+キムチでちょい辛満足スープ──99
●しめじ
スンドゥブ──25
豚ヒレときのこの豆乳みそスープ──42
●春菊
鮭缶と春菊の豆乳塩麹スープ──68
●セロリ
ブイヤベース──30
いかとセロリのスープ──63
レンズ豆+セロリのチキンスープ──91
トマト+セロリでコラーゲンデトックススープ──103
●大根
豚汁──24
鶏むねとまいたけのおろしスープ──36
牛しゃぶとひらひら大根のスープ──43
さば缶チゲスープ──62
大根+シナモン+しょうがでぽかぽかスープ──103
●紫玉ねぎ
かつおのサルサソースかけスープ──61
●チンゲンサイ
厚揚げとチンゲンサイのスープ──83
春雨+チンゲンサイの中華スープ──99
●豆苗
ささみと豆苗の中華風スープ──38
●トマト・ミニトマト
ガスパチョ──23
トムヤムクン──27
鶏レバーとトマトのカレースープ──46
ラムのトマトスープ──48
かつおのサルサソースかけスープ──61
えびとブロッコリーのサフランスープ──64
全粒粉ペンネ+ミニトマトの鶏だしスープ──91
トマト+カレー+ナンプラーでエスニックスープ──99
トマト+セロリでコラーゲンデトックススープ──103
●長ねぎ
ユッケジャン風──44
まぐろと水菜のスープ──60
いかとセロリのスープ──63
たらとキャベツのだしスープ──66
もち麦+豚肉+ねぎの腸活スープ──95
●ニラ
レバニラ塩麹スープ──47
●にんじん
にんじんのポタージュ──72
キャベツ+にんじんのポトフ風──95
●白菜
ふんわり鶏団子スープ──50
かにたま豆腐のとろみスープ──67
●パプリカ
チキンのココナッツカレー──37
●ビーツ水煮缶
ボルシチ──28
ビーツのポタージュ──77
●ピーマン
かつおのサルサソースかけスープ──61
●ブロッコリー
えびとブロッコリーのサフランスープ──64
ブロッコリーのポタージュ──72
豆腐と明太子のとろとろスープ──80

●まいたけ
鶏むねとまいたけのおろしスープ──36
●マッシュルーム
マッシュルームのポタージュ──73
●水菜
まぐろと水菜のスープ──60
●もやし・豆もやし
ユッケジャン風──44
豆乳担々スープ──52
豆もやし+こんにゃくの牛すじしょうゆスープ──103
●レタス
豚とレタスとわかめのしゃぶしゃぶスープ──40

【こんにゃく・しらたき】
しらたきヌードルで鶏のフォー──39
呉汁──81
豆もやし+こんにゃくの牛すじしょうゆスープ──103

【乳製品】
●低脂肪牛乳
ビシソワーズ──22
かぶとチキンのジンジャーミルクスープ──34
サーモンのミルクターメリックスープ──56
●ヨーグルト
ひき肉とキドニービーンズのスープギリシャヨーグルトのせ──49

【乾物・漬け物・スパイス・その他】
●梅干し
梅+豚のしょうゆだしスープ──95
●キムチ
スンドゥブ──25
さば缶チゲスープ──62
さつまいも+キムチでちょい辛満足スープ──99
●小町麩
ふんわり鶏団子スープ──50
●ココナッツミルク
トムヤムクン──27
チキンのココナッツカレー──37
●酒かす
うまみたっぷり鮭とば根菜粕汁──58
●サフラン
ブイヤベース──30
えびとブロッコリーのサフランスープ──64
●塩麹
レバニラ塩麹スープ──47
鮭缶と春菊の豆乳塩麹スープ──68
●全粒粉ペンネ
全粒粉ペンネ+ミニトマトの鶏だしスープ──91
●ターメリック
サーモンのミルクターメリックスープ──56
ひき肉とひよこ豆のターメリックスープ──85
●トマトジュース
ミネストローネ──18
ガスパチョ──23
ボルシチ──28
ひき肉とキドニービーンズのスープギリシャヨーグルトのせ──49
●春雨
納豆とひき肉の春雨スープ──84
春雨+チンゲンサイの中華スープ──99
●もち麦
もち麦+卵の鶏飯風スープ──91
もち麦+豚肉+ねぎの腸活スープ──95

【プロテインパウダー】
甘酒フルーツプロテイン──106
青汁ヨーグルトプロテイン──106
黒ごま豆乳プロテイン──107
バニラプロテインミルク──107

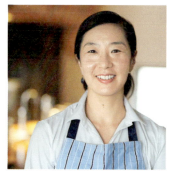

牛尾理恵

料理研究家・フードコーディネーター・栄養士。病院の食事指導に携わった後、料理家に師事し、料理専門の制作会社を経て独立。シンプルで作りやすく、おいしい家庭料理が人気で書籍や雑誌、テレビなどで活躍中。また、食事と運動で8ケ月で10キロの減量に成功。現在も継続的な運動と、栄養バランスのよい食事でボディメイクを続けている。著書に『圧力なべの大絶賛レシピ』『毎日おいしい！鶏むね肉レシピ』（ともに学研プラス刊）など。

STAFF

デザイン	吉村亮　石井志歩（Yoshi-des.）
撮影	豊田朋子
スタイリング	岩﨑牧子
調理アシスタント	上田浩子
	髙橋佳子
栄養計算	藪田亜子
校閲	聚珍社
編集・構成	中野桜子
企画・編集	岡田好美

燃える！美やせスープ

2021年7月7日　第1刷発行
2022年1月3日　第3刷発行

著　者	牛尾理恵
発行人	中村公則
編集人	滝口勝弘
発行所	株式会社　学研プラス
	〒141-8415　東京都品川区西五反田2-11-8
印刷所	大日本印刷株式会社

●この本に関する各種お問い合わせ先
本の内容については、下記サイトのお問い合わせフォームよりお願いします。
https://gakken-plus.co.jp/contact/
在庫については　Tel 03-6431-1250（販売部）
不良品（落丁、乱丁）については　Tel 0570-000577
学研業務センター　〒354-0045埼玉県入間郡三芳町上富279-1
上記以外のお問い合わせはTel 0570-056-710（学研グループ総合案内）

© Rie Ushio 2021 Printed in Japan

本書の無断転載、複製、複写（コピー）、翻訳を禁じます。
本書を代行業者等の第三者に依頼してスキャンやデジタル化することは、
たとえ個人や家庭内の利用であっても、著作権法上、認められておりません。

複写（コピー）をご希望の場合は、下記までご連絡ください。
日本複製権センター　https://jrrc.or.jp/
E-mail：jrrc_info@jrrc.or.jp
®〈日本複製権センター委託出版物〉

学研の書籍・雑誌についての新刊情報・詳細情報は、下記をご覧ください。
学研出版サイト　https://hon.gakken.jp/